杨建荣/主编

灵 验

科|普|新|说|丛|书

小药方

沈丕安/编著

上海科学普及出版社

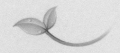

科普新说丛书编辑委员会

主　编

杨建荣

编辑委员 （以姓名笔画为序）

王凡立　卜毓麟　沈丕安　赵卫建　葛林宝

《灵验小药方》

编　著　沈丕安

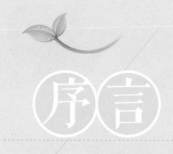

序言

科技创新与科学普及恒久为创新发展坚实的左膀右臂。倘说科研是智慧战场中的突击队和尖刀兵，那么科普则可有效夯实全民科学基础，为创新发展提供源源不断的后备军。当前我国正在积极建设创新型国家，科技创新和科学普及齐头并进，正是实现从制造型国家向创新型国家顺利转型之关窍。

上海的科普发展始终走在全国的前列。"十二五"期间，上海市具备科学素质的公民比例达18.71%，位居全国各省市之首。"十三五"期间，更力争向25%的目标迈进。培养和提高公民科学素质已成为当前中国社会发展的迫切需要，也是上海科技创新中心建设的基石。科学素质的提高是一个多渠道的终身过程，而科普知识的高效传播则是培养和提高公民科学素质的重要抓手和途径之一。

自2012年始，上海科技发展基金会与中国电视唯一读书频道联合推出国内首档电视科普系列讲坛类节目——《科普新说》。节目力邀国内知名专家、学者、权威人士精辟解读科普知识，内容涉及天文、地理、医学、养生保健、食品安全、人文礼仪等方面的知识。截至目前，该节目已于全国多家电视台播放，好评如潮，收视率名列前茅，品牌效应显著。随着相关视频音像的出版发行，《科普新说》已成为丰富群众精神生活、提高公众科学素质的优秀科普资源。

为了更好地衍生优秀科普资源影响效应，满足群众对于相关领域进一步

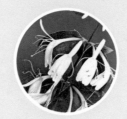

探求的需要，上海市科学技术协会、上海科技发展基金会、上海市静安区科学技术协会和上海科学普及出版社在与《科普新说》部分主讲嘉宾深入沟通后，撷取精华，在此基础上丰富主讲专题内容，联合推出"科普新说丛书"。

目前，丛书之一辑《灵验小药方》《中华本草》《养生药膳》即将出版，原著沈丕安为上海市首批名老中医，沈老将其临床应用五十多年且效果显著的百多个经验方、药膳方向社会公开，且每一单目由临床症状、主治功效、宜忌人群、经验疗方等板块组合，面面俱到却又深入浅出，务求简单、有效、易操作。

"科普新说丛书"从策划到编辑，一是注重内容的扎实可靠，丛书由专家学者深入阐发，科学性强，权威性高；二是兼顾科普书籍的可读性及趣味性，部分章节穿插中药小常识和中医典故，务求通俗易懂，明白晓畅，让具有初中文化程度以上的读者一目即可了然；三是结合当代阅读方式，附有二维码，让读者在纸质读物与新媒体界面的切换中得到全新的阅读体验，与名老中医抑或其他专家学者得以"面对面"地交流；四是丛书全彩印刷，图文并茂，希望读者因此对药材、药方、药膳等的感受更为直观。

科学技术大力普及、公民科学素质整体提高不仅是上海市委对上海市科学技术协会的要求，更是整个上海发展所要建立起的孜孜以求之目标。而出版社作为文化企业，承担着传播和普及科技文化知识的重要责任，力

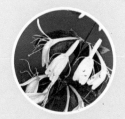

求为广大读者提供普及程度高、覆盖面广，同时又颇有分量的科普图书，搭建起知识流动的桥梁。相较以电视为载体的《科普新说》节目，以纸质为载体的"科普新说丛书"相信会具有更长久的生命力以及更深远的文化传播意义。

上海市科学技术协会、上海科技发展基金会、上海市静安区科学技术协会和上海科学普及出版社衷心希望本丛书一方面能满足群众对科普知识的求知欲，另一方面能以科学的生活方式为指导，与实际生活相对接。在讲科学、爱科学、学科学和用科学的良好氛围的引导下，将科普种子广撒播、入人心，进一步助推公民科学素质的提高。

杨建荣

2017 年 8 月

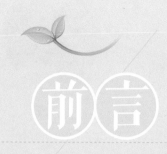

前言

与上海市科学技术协会结缘早在上海世博会召开前，当时笔者与一批中医专家受邀至上海科学会堂参加研讨会，会议的主题是"如何普及中医药的科学性"。市科协领导有感而发，网络上存在"中医是伪科学"的论调，甚至叫嚣"废除中医"，实在让人揪心。国家几代领导人都非常重视中医药在医疗和中国文化的价值。国务院发表《中国的中医药》白皮书，将中医药发展上升为国家战略，中医药事业进入了新的历史发展时期。习近平总书记指出：中医药是中华文明的瑰宝，是5 000多年文明的结晶，在全民健康中应该更好地发挥作用。作为科技工作者，弘扬科学精神，普及科学知识，传播科学思想和科学方法是我们义不容辞的责任。

作为一名有五十余年临床经验的老中医，有义务和责任来客观辨析本人一生挚爱的中医药事业。中医传承至今已有2 000多年的历史，中医的发展符合科学的三个阶段的三点论说的基本要素，临床实践证明有效。古代中医在有效的基础上提出了大量的理论观点，但尚处于假设阶段。这是由于我国现代物理学、现代化学、生物学起步较晚，滞后于中医学的发展。许多中医又缺少现代化知识和科学方法，难以通过实验研究证实。而西医的理论知识全部是从西方国家引进的，全世界的科学家都在研究西医。先是在实验室中发现新的现象，提出新的理论假设，再由动物实验研究来证实，然后再使用到人体上。但小动物与人体是有差别的，因此西医的理论也在不断地否定修正，

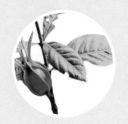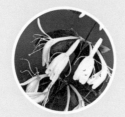

不断地发展。中医的发展途径与西医不同，中医反映的是我国的文化思想，与西方文化属于不同的体系，决不能混为一谈。

中医为什么会被一些人误认为是伪科学？这与中医自身的表达方式与时代不相符、脱节有关。现代中医若"之乎者也，君臣佐使，阴阳五行，天人合一"，会被视作"向后看"和"倒退"。要想让中医走向世界的舞台，必须要用现代化的语言来表达中医思想，才能易于接受，才能紧跟时代发展的步伐。但我认为，阐明中医药科学机制还需要50年、甚至100年的时间。从牛顿、伽利略开创现代科学发展至今已有300多年，而我国的现代科学起步才刚刚100多年，真正快速发展也只有二三十年。因此，培养优秀的中医人才是我们老一辈中医人的最大心愿，期望后几代的中医人能够引进现代科学方法，促使中医走上现代化、科学化的道路。

上海历来对科学普及工作非常重视，包括中医药的现代化、科学化与普及化。世博会后，市科协与上海教育电视台合作筹摄系列科普节目，讲解中医药的任务便落到了笔者的头上。将深奥难懂的中医理论、中医术语用通俗易懂的语言深入浅出地讲解，以提高公民的科学素养。

两年来，笔者陆续介绍了三方面的内容：食疗养生、灵验小药方、话说本草。共拍摄了百余集，在全国百余家电视台、国外四十多家电视台播放，上海教育电视台反复播放了三年多，深受市民的欢迎，收视率遥遥领先。由

 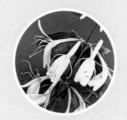 

于播放的内容记不住、录不下，有的市民还拍摄在手机里。感谢电视台的精心制作，编导、录音、录像、主持人、发行人等台前幕后的付出和辛勤，使得《科普新说》系列的宣讲任务圆满完成；感谢上海科学普及出版社的精心改编，将原本口语化、方言化的表达转化成规范化的书籍文字，并巧设篇章，实地拍摄药材；感谢上海雷允上药业有限公司的支持。

笔者主要从事免疫病的中医药治疗工作，以前出版的十余部学术性著作重点关注红斑狼疮、免疫病中医治疗学、中药药理与临床运用等方面。有幸在晚年出版一些科普著作，如《五高五低与健康长寿》，以及这次的"科普新说丛书"，以通俗易懂的方式让全国更多的老百姓了解中医药的知识。让伪科学说，让假中医真骗子没有市场，让中华民族的中医药文化世世代代地传承和发扬，走向世界。

作为科普著作，"科普新说丛书"着重体现的是实用性，而非辨证论治。其中既有传统的方子，还有很多笔者的经验方。从临床反馈得知，这些方子使用后有良好效果，也有一些病人反映说有效。这便是科普的意义所在，普及中医，科学惠民。

沈丕安

2017 年 8 月

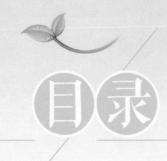

目录

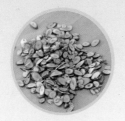
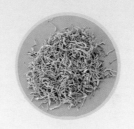
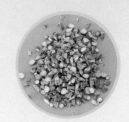

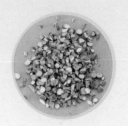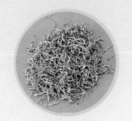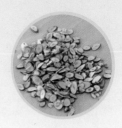

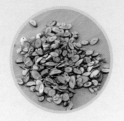 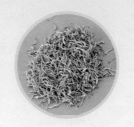 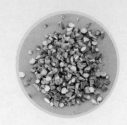

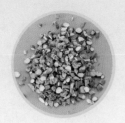
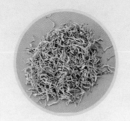
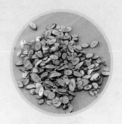

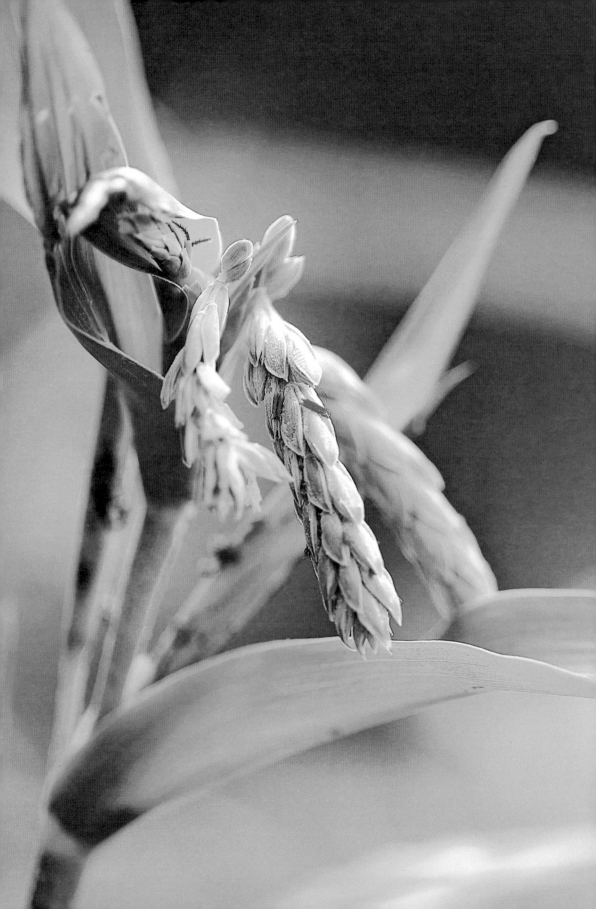

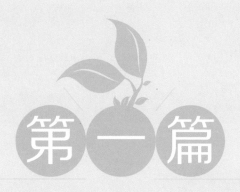

第一篇

呼吸系统：神秘的肺

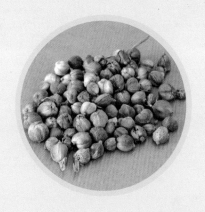

发　热

【临床症状】

流感病毒、腮腺炎病毒、疱疹病毒等各种病毒感染引起的发热，白细胞指标不是很高，可能还会降低，体温达到39℃、40℃甚至更高，常常没有其他症状。可以发生于各个季节。

【中医辨证】

日常生活中导致发热的原因很多，包括病毒性上呼吸道感染、肺支气管感染、免疫病、肿瘤、血液病、烧伤、中暑等。最常见的是感冒起初，小儿、青年、中老年都有发热症状，这是上呼吸道感染，一开始可能是病毒感染，时间一长就会变成细菌感染，或者细菌和病毒混合感染。

【宜忌人群】

经常用于感冒开始时高热不退，但是没有其他症状的患者。各种病毒感染包括流感病毒、腮腺炎病毒、疱疹病毒等引起的发热都可以使用，都有一定效果。此外，儿童也可以服用中药汤药。发热本身并不是疾病，而是症状，除了要及时查找病因，还需对症处理，退热降温。

【经验疗方】

● 古方白虎汤：石膏30克，知母18克，甘草6克，粳米18克。有较好的退热效果。

● 笔者经验方之一——生石膏金银花退热汤：生石膏30克，金银花30克。煎汤半小时，喝半杯，每天餐后服用2次，儿童减半，连续服用3～5天。

● 笔者经验方之二——金银花汤：金银花30克，甘草3克。煎汤。

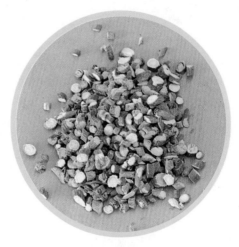

甘草

【食用方法】

白虎汤的用法是四味中药加入1升水煎煮，石膏需包煎。待米熟后去掉渣滓，每次温服200毫升，一日3次，用于治疗各种疾病的发热。白虎汤是中枢性发烧退热，不发汗，体温渐渐降低，每天都会有体温下降，用于治疗高热。需要注意的是，只能退热而没有抗病毒、抗菌的作用，与抗生素一起使用方能提高抗菌和退热的效果。如果伴有细菌感染，必须使用抗生素。

小儿体温在38℃左右，可单独使用金银花约15克，煎得浓一些，还可以加入甘草或红枣一起煮，味道会更好。如果不愿意吃汤药，可在里面加一点牛奶或是蜂蜜、糖调味。

中药小常识

中药材必须要用正确的煎制程序才能更好地发挥药性。传统的煎药方式为：将中药放入砂锅，加入凉的饮用水，浸泡20～30分钟，再加水没过药物，将砂锅放在炉火上用中火煎煮。一般情况分两次煎煮，第一次煎煮后把药液倒出150～200毫升，叫头煎药；然后再加适量温水（若药渣放凉再煎煮时应放凉水），进行第二次煎煮，叫二煎。有时也可按照医生的要求再加水，煎煮第三煎，或是第四煎。芳香类药物含有容易挥发的成分，长时间煎煮会损失药效，应等其他药煎好之前五分钟放入锅内。此类后下药一般由药房包好并注有"后下"字样。此外，中药煎煮最好用陶罐、砂锅或不锈钢器皿等，切忌铁、铝等易腐蚀器皿。

慢性扁桃体炎

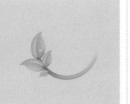

【临床症状】

扁桃体发生炎症，疼痛肿胀。扁桃体属于淋巴系统的免疫器官，是人体第一道关口的看门大将，细菌病毒从口鼻入侵时必须通过扁桃体，引起人体的免疫反应。

【中医辨证】

中医里相当于"乳蛾"，认为这是人的正气在与外邪相搏。正气充沛的年轻人可能会自愈，但更多的人需要服药治疗。西医认为扁桃体发病的原因主要是细菌或病毒感染，尤以细菌感染常见。

【宜忌人群】

儿童以及成人扁桃体炎患者均适宜。

【经验疗方】

● 对于轻症，笔者的经验是用中药射干12～20克煎服，效果较好。射干就是鸢尾的根，晒干后入药。射干与金银花同用能增效。

● 对于慢性咽喉炎和慢性扁桃体炎，射干与金银花、黄芩、玄参等同用能增效。射干苦寒，无毒，清火较好，剂量大了能滑肠稀便。鸢尾也有效，但较弱，久服目糊，停用后能恢复。

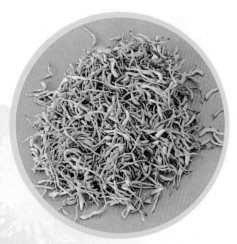

金银花

【食用方法】

　　单味药射干煎汤服用，可以加入3克甘草一起煎服，调剂苦味。服用后可以很快缓解咽喉部位的疼痛，但是没有退烧作用，可能会出现排稀便的不良反应。增加剂量治疗效果会更好，但容易引起胃肠不适，一般用到12克不会有不良反应。对于咽痛使用3～5天则可治愈，而对于慢性咽喉炎使用1～2周也能缓解症状。需要注意的是，无法根治慢性咽喉炎。

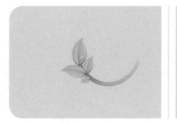

咳嗽痰多

【临床症状】

　　咳嗽痰多是很多人会多次碰到的小病症，比如感冒后总是咳嗽不止，咽喉壁红，有痒感，一痒就咳，无痰或少痰，有时吐黄痰，有时吐白痰。中医将其分为三种情况：第一种是感冒后的咳嗽痰多，这是上呼吸道的感染；第二种是慢性气管炎造成的痰多；第三种是黄痰。

【中医辨证】

　　咽痒无痰：儿童和年轻人的咳嗽大多为感冒和上呼吸道感染经治疗后，鼻塞、流涕、发热、咽痛等症状已经好转但仍然咽喉壁红，有痒感，一痒就咳，无痰或少痰，这是最常见的咳嗽。

● 黄稠痰：为细菌感染，使用抗生素大多有效。

● 稀薄的白痰：提示慢性支气管炎炎症有黏膜水肿的情况，抗生素部分有效，但常常无效。

● 泡沫黏痰：可能是慢性支气管炎继续深入并发了肺气肿、细支气管和肺泡的慢性炎症，有大量的黏液分泌，形成泡沫痰，痰中含有大量的蛋白质，这种泡沫痰中医称为痰饮。

【宜忌人群】

不同颜色的痰暗示着体内不同的病证。感冒后一周左右出现喉咙痒的症状，可能伴有咳嗽，往往没有痰。白痰一般是细菌感染，主要是单纯的炎症，有时还可能是由于支气管处于水肿状态分泌增加所造成。黄痰是细菌感染，用抗生素治疗效果很好。泡沫痰是细支气管和肺泡异常分泌所引起的，主要还是慢性炎症，一般不是细菌感染引起的，用西药抗生素治疗没有效果。此外，经常抽烟的人会吐出灰色痰。

【经验疗方】

中医化痰有三法：一是祛痰；二是化痰；三是蠲饮。

● 祛痰：宣肺祛痰，这是针对部位较浅的上呼吸道感染，与宣肺止咳基本相同；清肺祛痰是针对慢性支气管炎继发感染的，中药与抗生素同用能增效。炎症消除了，咳嗽痰多就能痊愈。此类中药主要有炙麻黄、炙紫菀、炙款冬、白毛夏枯草、炙枇杷叶、合欢皮等，均有祛痰止咳之功效，使痰液容易咳出。

● 化痰：针对慢性支气管炎经常咳嗽痰多的患者，常用中药半夏、杏仁等化痰，具有抑制痰液分泌的作用，使痰液分泌减少。但仅仅化痰是不够的，常与其他中药一起使用。

　　● 蠲饮：针对泡沫痰，主要中药有白芥子、葶苈子、桂枝，能较快地使泡沫痰减少。蠲的意思就是卷去、化去。现代药理研究证实，这些中药具有抑制微小血管通透性的作用，促使稀薄的液体状痰重吸收。

　　● 三拗汤：麻黄（不去根节），杏仁（不去皮尖），甘草（不炙），各等分（30克）。

　　● 笔者经验方为新咳汤：炙麻黄9克，杏仁12克，浙贝母12克，黄芩30克，炙紫菀30克，莱菔子12克，白芥子12克，半夏12克，陈皮6克，生甘草3克。此方有医院制剂，已临床使用二十多年，效果较好。

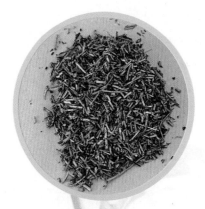 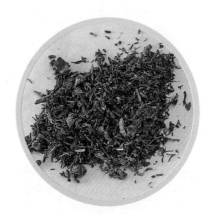

蜜炙麻黄　　　　　　　　　　　蜜紫菀

　　● 还有一种简单的方法，如果长期咳嗽无痰，可去药店购买3克川贝粉，再用一整只的生梨，将梨皮、梨核去掉，放入川贝粉一起蒸熟，梨肉、药粉与汤一起食用，止咳效果非常好。要注意两点，其一，此方对患病时间比较长的咳嗽效果好，但对于刚刚出现的咳嗽效果不好。其二，若患者咳嗽伴有痰，则不能食用。

【食用方法】

煎汤服用。枇杷叶需包好后煎煮。杏仁生吃有毒，需要多烧煮，煮沸以后再煮15～30分钟，消除毒性。若伴有发热，可加入生石膏30克一起煎煮服用。

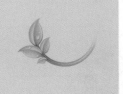

鼻腔出血

【临床症状】

鼻腔出血以儿童尤多，有些内火较大的妇女服用辛辣之品后也会发生。

【中医辨证】

鼻腔出血大多是内热引起，是为轻症。中医称为"离经之血"，热迫血溢，或血热妄行。是由于血管扩张、血流加速所引起，可用清热凉血止血的方法治疗。重症患者血流不止且反复发作，可能是血小板减少，甚至是白血病，需警惕并及时就医。

【宜忌人群】

流鼻血患者适宜。

【经验疗方】

● 鲜藕榨汁1杯饮服，能立即止血。

● 白茅根1扎水煎服效果也很好。对经常衄血的人宜长期服用。

● 常用方剂生地黄汤：生地黄30克，生石膏30克，藕节炭30克，白茅根30克。此方能增加清热止血的效果。

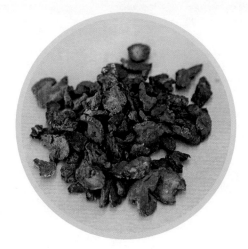

地黄

【食用方法】

以上中药水煎服，也可以与西药一起使用。如果患者内火很大，可加入石膏清热，作用更加明显。

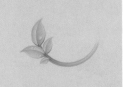

鼻　塞

【 临床症状 】

　　鼻塞不通、呼吸困难，常常伴有流鼻涕和打喷嚏，严重的甚至会影响睡眠或引起头痛。

【 中医辨证 】

　　中医认为肺气通于鼻，若为急性鼻塞，则以宣肺散风为主。若是长期慢性的，则需要使用清热解毒的中药。

【 宜忌人群 】

　　由于鼻炎、鼻窦炎、感冒、过敏等原因引起的鼻塞不通，或者伴有黄脓鼻涕的患者适宜。

【 经验疗方 】

　　● 笔者经验方为古方三拗汤加减：炙麻黄9克，杏仁12克，黄芩30克，鱼腥草30克，甘草3克。

　　● 辛夷汤：苍耳子12克，辛夷花12克，鱼腥草30克，甘草3克。适用于伴有黄脓鼻涕的患者。

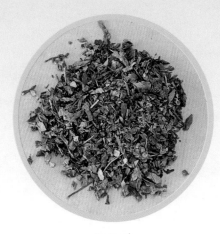

鱼腥草

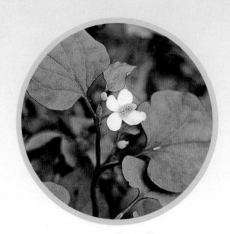

鱼腥草植株

【食用方法】

以上方剂煎汤服用。

中药小常识

● 辛夷花是上海市市花白玉兰的花蕾，无毒，剂量过大会有胃部不适的反应。

● 苍耳子是野生苍耳草的子，消除鼻炎鼻涕的效果既好又快，但有肾毒性，不能久服，也不宜大剂量使用。

● 鱼腥草又名蕺菜，其根名为扎耳根，在西南地区民间当蔬菜食用，无毒，没有不良反应，与苍耳子同用能增效。

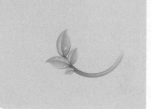

嗓子嘶哑

【临床症状】

有些人不注意保护嗓子，造成声音嘶哑、发声困难，甚至失音。

【中医辨证】

声音嘶哑多由声带的异常情况引起，如发炎、水肿、息肉等，话说多也会造成声带水肿引起声音嘶哑。如果是息肉，需要手术割除才能解决。此外，对于突然遭受心理刺激，超出心理承受能力而造成的失音，需要及时就医进行情绪疏导。

【宜忌人群】

嗓子嘶哑患者适宜。

【经验疗方】

● 笔者认为治疗声音嘶哑效果最好的中药是胖大海。

● 治疗嗓子嘶哑的中药有青橄榄（中医称青果）以及麦冬、玄参、沙参等。

● 笔者推荐青橄榄汤：胖大海3颗，青橄榄2颗。

● 若伴有喉咙痛，可用沙参青橄榄汤：沙参3克，射干9克，青橄榄2颗。

【食用方法】

胖大海、沙参、青橄榄汤都可每日泡茶饮用，但胖大海稍有不良反应，主要是服用后泄泻，但不会很严重。

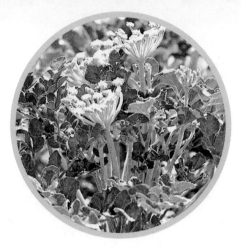

沙参

哮　喘

【临床症状】

发病者大多为儿童和年轻人。过敏原很多，感染常是诱发因素，发作时呼吸困难，喘急不能平卧，喉中有痰声，两肺布满哮鸣音。

【中医辨证】

中医讲肾不纳气、肺气不降。肾不纳气的原因属于肾虚，中医认为呼吸来自丹田，即丹田之气，肺气降到丹田，吸纳肾气。有两个方法治疗，一是把气降下去，二是纳下来。

【宜忌人群】

适用于有哮喘的患者。

【经验疗方】

● 胎盘粉和脐带是纳肾气最好的药，中医称脐带为坎炁，胎盘粉炙后叫紫河车，对于哮喘治标又治本。

● 笔者临床治疗哮喘慢性支气管炎的中成药，用人参30克，紫河车30克，川贝30克，或加冬虫夏草3克一起磨粉，每天服用3～4克，坚持半年到一年有效。

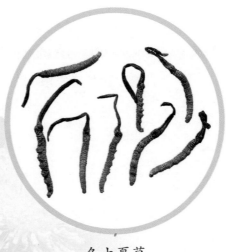

冬虫夏草

中药小常识

　　紫河车中既含有抗过敏的物质又含有激素样的物质，健康人长期服用会有不良反应，但对于哮喘患者问题不大，每次吃3克，可以服用药粉或与中药一起煎煮。除了哮喘患者，老年人慢性支气管炎、肺气肿也能用紫河车。

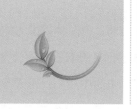

胸腔积液

【临床症状】

　　胸腔积液是胸腔内积有漏出液，胸膜并无炎症变化的一种疾病。少量积液时，可无明显体征或仅因胸痛出现患侧胸部呼吸运动受限。若是胸腔积水量大，可能会出现呼吸困难。临床上炎性的胸腔积液为淡黄色积液，癌性的常常为血性积液。

【中医辨证】

　　中医将积液称为饮证，胸腔积液称为悬饮，心包积液称为心饮，腹腔积液称为鼓胀。引起胸腔积液的原因很多，首先是胸膜炎，很多人是结核性胸膜炎，还有肺炎并发的胸膜炎，也有肿瘤转移到胸膜的，或是如系统性红斑狼疮、类风湿关节炎、干燥综合征等免疫性疾病引起的免疫性胸膜炎。严重者会出现呼吸困难，需及时就医。

【宜忌人群】

胸腔积液、心包积液、腹腔积液的患者均适宜。

【经验疗方】

● 笔者的经验方蠲饮汤：白芥子 12 克，葶苈子 30 克，桂枝 9 克，桑白皮 30 克。其机制为抑制胸膜微小血管通透性，抑制渗出并促使积液重吸收。虽起效慢，但对于中小量积液能逐渐减少，以至完全消除。对于心包积液和腹水也有效。这是对症治疗，其原发疾病还必须同时治疗才能有效。

● 古方葶苈大枣泻肺汤，对悬饮有效。

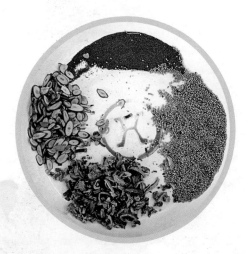

蠲饮汤

【食用方法】

上方煎汤服用。

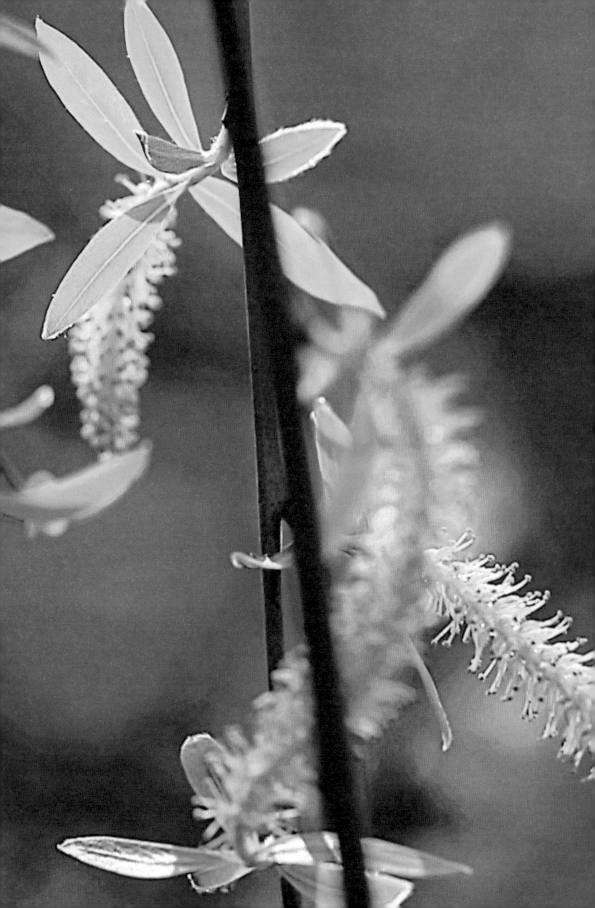

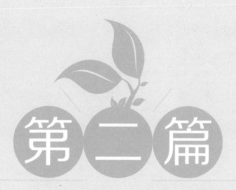

第二篇

消化系统：吃出来的胃肠病

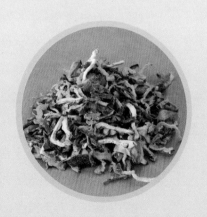

嗳 气

【临床症状】

俗称打饱嗝，是各种消化道疾病常见的症状之一。

【中医辨证】

中医认为嗳气主要是脾胃不和，胃气上逆所致。反流性食管炎、慢性胃炎、消化性溃疡、功能性消化不良、吞气病常会有嗳气的症状。中医将嗳气辨证为三种情况，其中嗳气低沉，无酸腐气味者多为脾胃虚弱；嗳气声响，气味酸腐多属宿食停滞；嗳气频繁响亮，又与情绪变化有关，多为肝气犯胃。

【宜忌人群】

胃病患者在临床上常常有嗳气的症状。如果伴有炎症，则需另外用药，如黄连、黄芩、金银花、蒲公英等。此类药物清热解毒，对于慢性炎症效果良好。

【经验疗方】

中药白豆蔻3克，橘子皮1块，泡茶饮服，能通气顺气，同时服用黄连素3片能增效。

● 中成药藿香正气散可能有效。

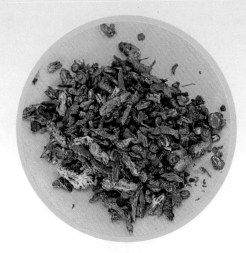

黄连

【食用方法】

以上中药开水冲泡当茶饮用。

中药小常识

枳壳即橘生淮北为枳的未成熟果实，与橘同科，种植到北方后变成枳。陈皮通俗来讲就是橘子皮，药力强于枳壳。此外，产于南方的佛手气味很香，这些都是中药中常用的理气药。

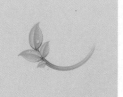

胃胀气

【临床症状】

胃胀患者胃中有气，却嗳不上来又排不下去，感觉上腹部闷、胀，常常导致坐卧不安，茶饭不思。

【中医辨证】

胃胀气的原因是多方面的，比如精神压力、消化不良等。经常胃胀的人平时应注意保持健康的生活规律，保持良好的情绪，饮食定时定量，进食时细嚼慢咽，不宜过饱，少吃或不吃生冷、刺激性食物等。若胃胀反复发作，可以导致胃炎、消化道溃疡，甚至可以发展为胃癌。

【宜忌人群】

胃胀气患者适宜。

【经验疗方】

● 笔者经验方：厚朴3克，白豆蔻3克，枳壳6克。
● 中成药藿香正气胶囊可能有效。

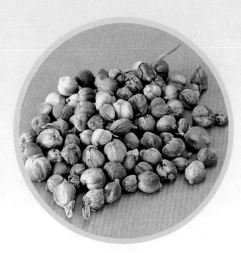

豆蔻

【食用方法】

煎汤服用。对于一般的胃胀气用白豆蔻就能解决，严重者用厚朴，一般用到3克即可，可立即通气，人会感觉较舒服。

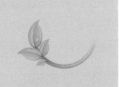

胃　痛

【临床症状】

胃炎、胃溃疡、胃酸过多都是导致胃痛的重要原因。胃痛是胃病常见的症状。疼痛部位大多在剑突下，也可能会偏向左侧。

【中医辨证】

　　中医称胃脘痛，西医称上腹痛，大多是胃部的疾病所引起，如胃炎、胃十二指肠溃疡，部分是胆囊炎、胆石症疼痛，慢性胰腺炎疼痛，少数可能是心绞痛。中医认为胃脘痛是由于胃气不和、湿热中阻，治疗方法采用清热化湿、理气和胃。

【宜忌人群】

　　胃痛、胃酸过多的患者适宜。

【经验疗方】

　　● 笔者推荐瓦楞子汤：煅瓦楞子30克，黄连6克，吴茱萸2克。适用于胃酸过多的患者。

　　● 笔者推荐古方泻心汤加减：黄连9克，黄芩12克，望江南30克，吴茱萸3克，高良姜12克，白豆蔻3克。适用于胃痛患者。

　　● 治疗胃痛的常用药物有黄连、黄芩、蒲公英、吴茱萸、高良姜、白豆蔻、佛手、枳壳、丁香等，这些药物具有消除炎症、缓解胃肠痉挛而解痉止痛的效果，且长期服用没有不良反应。其中佛手、枳壳、丁香等理气药的主要成分含挥发油，具有解痉止痛的作用，高温中能挥发，因此一般煎煮10分钟左右即可，不宜久煎。或可研末制丸吞服。

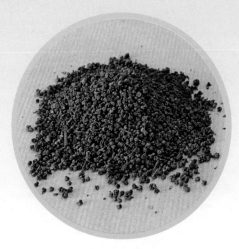

制吴茱萸

【食用方法】

以上方子煎汤服用。需要注意的是，方中的吴茱萸剂量不能大，一般情况用3克，但3克有时不见效，用量超过9克又会不舒服，可加用高良姜12克。吴茱萸与高良姜同用，对缓解胃痛有立竿见影之效。

顽固性打呃

【临床症状】

打呃是由于膈肌痉挛引起的，一般可以自行停止，不必太在乎，但有些经常性、连续性、顽固性的呃逆则会让人心情烦躁。

【中医辨证】

小儿打呃多不算病，因其神经发育尚未完善。但若成人常常呃逆，且呃打不停，则会影响生活。

【宜忌人群】

经常打呃的患者适宜。

【经验疗方】

● 据笔者临床经验，使用刀豆子或刀豆壳止呃疗效很好。笔者曾遇到一例肿瘤放疗后患者，频频呃逆三四个月，中西药物都未见效。笔者采用单方刀豆子60克，水煎服，一剂改善，五剂痊愈。名刀豆者有两种，都是食物，入药的刀豆子是做酱菜的挟剑豆，不是菜豆。

● 丁香柿蒂汤：丁香3克，柿蒂30克。对轻症呃逆有疗效。

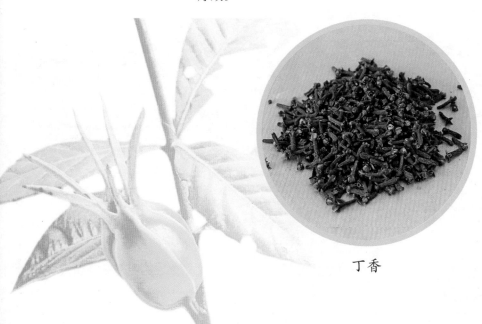

丁香

【食用方法】

煎汤服用。

厌 食

【临床症状】

大多数小儿厌食并不是由疾病引起的，一些不良的饮食习惯，如吃饭时间不规律、零食不断、无节制的高热量食品和滥用保健补品等都会损害其胃肠道消化功能。此外，成年人和老年人的食欲不振也可以使用中药治疗。

【中医辨证】

● 儿童：食欲不振和厌食大多是上呼吸道感染使用西药治疗后产生的不良反应，上呼吸道感染虽治好了，但却引起长期食欲不振和厌食，导致营养不良，身体瘦弱，又容易反复感冒感染。

● 成年人：若有食欲不振和厌食症状，必须进行检查，排除胃肠肝胆胰腺的慢性疾病和肿瘤。

● 老年人：排除慢性疾病和肿瘤，食欲不振和厌食可能是消化功能减退所引起。此外，长期使用中西药物也会引起食欲不振和慢性厌食症。

【宜忌人群】

对于慢性功能性食欲不振和厌食症，中药有较好的效果。

【经验疗方】

● 开胃汤：白豆蔻3克，藿香9克，陈皮6克，佛手6克。或莱菔子100克炒焦，炙鸡金100克研磨后加入炒米粉500克，放少量糖，拌匀，每日吃30～50克。适用于小儿。

● 对于老年人食欲不振，可以用生晒参3克，蜂王浆半勺，蜂蜜一勺。还可以用炒莱菔子煎汤服用，能够帮助消化，使人有饥饿感。

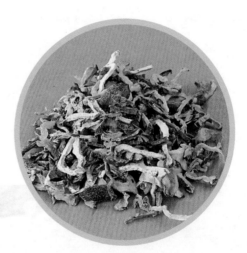

川佛手

【食用方法】

开胃汤水煎服或者制成香袋挂于胸前。对于小儿厌食，可用莱菔子、炙鸡内金、炒米粉放入少量的糖拌匀，每日以30～50克水冲服。老年人可取生晒参3克，煎成汤后再放入蜂王浆半勺，蜂蜜一勺，调和之后每日饮用1～2次。

中药小常识

　　中医发现一个现象，鸡吃石子能把石块都磨碎，吃虫子和谷子都是不咬的，吞下去后直接在鸡胗肝里磨碎，食物就这样消化了。鸡胗肝最里边的一种黄色的皮，中药称为鸡内金，又叫鸡黄皮。中医把鸡黄皮炙一炙、烤一烤，焦了以后再研粉吃，用来帮助消化。它的作用一个是增加消化酶，一个是促进胃的蠕动，加快胃的排空，从而让小儿产生饥饿感，对于成年人和老年人也有作用。

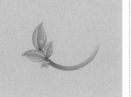

疰夏（暑湿、暑热）

【临床症状】

　　有些人一到夏天就吃不下东西，甚至伴有低热、眩晕、心烦、浑身乏力的症状，被称为疰夏，又称苦夏。常常伴有腰背酸痛、关节酸痛、食欲缺乏，同时有舌苔白腻、口中发甜、不想喝水等情况。

【中医辨证】

　　对于疰夏（苦夏），西医查不出有什么疾病。中医里苦夏有暑热和暑湿两种，暑热常诊断为功能性低热，暑湿常诊断为慢性胃炎，如按慢性胃炎治疗常常无效。暑热症状常有低热内热、汗出热不退、困倦乏力、舌红苔白、脉濡数，多为气虚伤暑或气阴两虚；暑湿症状常有困倦乏力、汗出不畅、纳食不香、胸脘痞闷、口淡口甜、舌苔白腻、脉濡弱，多为暑湿中阻，损伤胃气。

【宜忌人群】

苦夏多发生在体质虚弱的人身上，有人以湿为主，有人以热为主。对于暑热可以清火治疗，暑湿的情况则比较复杂。中医认为湿阻会引起气滞，使用厚朴可消除气滞，吃了以后马上就打嗝通气了，患者感觉如胸口的石头被搬掉了一般，效果非常好。

【经验疗方】

● 对于夏天特别怕热的人，笔者推荐薏苡仁（薏米仁）粥：薏米仁30克，大米60克，地骨皮30克，枸杞子12克。

● 对于体内湿气太重的人，笔者经验方是平胃散加减：苍术10克，厚朴3克，白豆蔻3克，藿香10克。

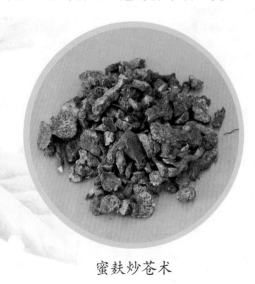

蜜麸炒苍术

● 中药藿香、白豆蔻、苍术、厚朴、金银花、菊花、桑叶、石膏、西瓜皮等可用于清除暑湿暑热。

【食用方法】

薏米仁粥先用薏米仁和大米共同煮粥，再用地骨皮和枸杞子煎汤，去掉药渣后将药汁倒入粥内，可经常服用。平胃散可以煎汤服用。

中药小常识

我们平时吃西瓜是吃红的瓜瓤部分，西瓜皮常常是丢掉的。实际上中药里入药的不是红瓤的部分，而是西瓜外皮的部分，称为西瓜皮或西瓜翠衣，是西瓜最外面的一层皮。白颜色的部分叫二皮，保存困难，只能食用新鲜的，具有清退暑热的作用。

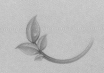

腹　胀

【临床症状】

临床上最常见的引起腹胀的原因是肠胀气。有些人经常感到肚子胀，吃不下饭，甚至引起收缩性的疼痛或痉挛性的疼痛，均为肠道胀气导致。为了排除患病部位的胀气，上端肠道加大收缩，引起收缩性的疼痛或痉挛性的疼痛，所以一方面有胀气，一方面又有疼痛出现。临床上有的人只胀不疼，有的人只痛不胀，此处只对腹胀进行讨论。

【中医辨证】

胃肠正常的收缩很有节律性，肠道功能失调会导致肠道收缩不良，引发肠胀气。临床上常见的急性胃扩张、胃炎、胃溃疡、肠道感染、幽门梗阻、肠梗阻、顽固性便秘、肝胆疾病及某些全身性疾病等可引起腹胀，要及时查找病因进行治疗。

【宜忌人群】

各种原因引起的腹胀患者适宜。

【经验疗方】

● 消除肠道内慢性炎症的中药有黄连、黄芩、金银花、秦皮、土茯苓等。

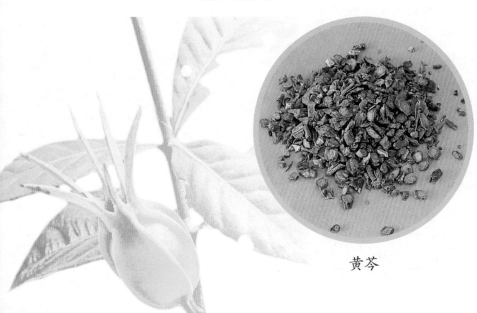

黄芩

● 腹胀汤：木香6克，砂仁3克，枳实6克。适用于单纯肠功能紊乱导致的腹胀。

● 腹胀汤加黄连9克，黄芩30克。适用于腹胀伴有胃肠道炎症。

● 中成药纯阳正气丸，对缓解腹胀腹痛有立竿见影的效果，较其他中西药物效果明显。

【食用方法】

煎汤服用。

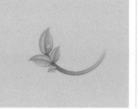

腹痛腹泻

【临床症状】

有些人经常腹痛并伴有腹泻，而引起腹痛腹泻的原因很多，首先要诊断明确。

【中医辨证】

● 急性肠炎和急性菌痢：临床表现有大便改变，腹泻腹痛，次数增多。肠粘连常有腹痛和腹胀。输尿管结石常有腹痛并见血尿。

● 慢性结肠炎及慢性溃疡性肠炎：临床表现有腹痛腹胀，大便改变，次数增多，有时带有脓血。慢性肠炎及克罗

恩病都是慢性肠道免疫性疾病，必须做肠镜检查确诊，且这
两种病治疗的难度都较大。

【宜忌人群】

有腹痛腹泻的患者适宜。

【经验疗方】

● 温中止痛的中药：木香、砂仁、枳实、枳壳、青皮、
厚朴、白芍等，可调节肠功能，解痉止痛。吴茱萸、高良
姜、干姜、桂枝等解痉止痛的效果强于理气药。

● 笔者经验方土茯苓汤：土茯苓30克，黄连9克，黄
芩30克，木香6克，枳壳6克。适用于慢性肠炎造成的腹痛
腹泻。

● 笔者经验方金雀根汤：金雀根30克，皂角刺30克。
适用于肠粘连造成的腹痛。

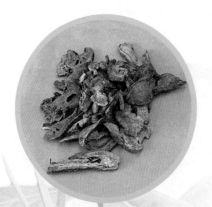
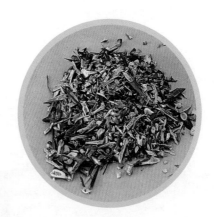

木香　　　　　　　　　　　皂角刺

【食用方法】

煎汤服用，对部分患者有很好的疗效。

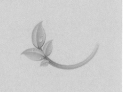

便　秘

【临床症状】

便秘也是胃肠道常见的复杂病症，越来越多的人被它所困扰。一天排便一次，便质很干，则不算便秘，一般两天以上不排便才算便秘。一周排便少于3次称为习惯性便秘，有的人甚至一个星期不排便。

【中医辨证】

引起便秘的原因很复杂，除了肠管的一些器质性病变，还受饮食结构、心理因素等影响。解决便秘要从四个环节入手，一是增加肠道分泌液而软化大便，二是增强肠道的收缩功能，三要兴奋脊后神经，四要养成定时排便的习惯。对于前三个环节，可用相关中药来调节。

【宜忌人群】

便秘、习惯性便秘的患者适宜。

【经验疗方】

养阴生津药：如生地黄、麦冬、玉竹、石斛、沙参、玄参、知母等，具有促进肠液分泌的作用，能稀释软化大便。

　　● 泻下通便药：如大黄、番泻叶、芦荟等含蒽醌类，芒硝、寒水石等含镁离子，具有较强的促进肠管痉挛性收缩的作用，同时促进肠液分泌，引起腹痛并排便。虎杖、羊蹄根、生首乌也含蒽醌类，能软化大便并促进排便，但效果较弱。

　　● 含油脂类且在肠道内不吸收的中药：如火麻仁、郁李仁、瓜蒌仁、桃仁、杏仁、胡桃仁、芝麻等，有润肠之功效，但通便效果较弱。

　　● 调节肠功能的中药：如槟榔、大腹皮，能促进脊后神经反射，促进肠管收缩而有协助排便的效果。

　　● 理气药：木香、枳实、枳壳、青皮、厚朴等，有调节肠功能的作用，能减轻通便时的腹痛反应。

　　● 古方麻仁丸加减：火麻仁30克，郁李仁30克，桃仁12克，大黄9克，木香6克。适用于非疾病引起的便秘。

　　● 笔者经验方虎杖生地黄汤加减：虎杖30～60克，羊蹄根30克，生地黄30克。

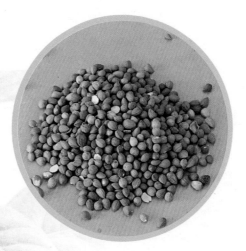

郁李仁

【食用方法】

　　煎汤服用。

屁　多

【临床症状】

屁多而臭者，多是由于蛋白质消化不良，异常发酵，硫氮化合物增多，可能肠道内有轻微炎症而有轻的腹痛腹胀，还有可能出现腹泻或者便秘。

【中医辨证】

肠道内的气体排出一般有三条途径，要么向上，通过打嗝出来；要么向下，通过放屁出来；要么通过肠道重新吸收，最终进入血液循环。肠道里的东西存放了一天、两天，甚至更长时间，若没有排便，就会发酵，从而产生气体。还有可能是肠道里有炎症，或是食物不消化引起产气。中医称为胃肠湿热。

【宜忌人群】

排气多的人适宜。

【经验疗方】

● 笔者推荐古方香砂枳术丸加减：木香6克，砂仁3克，枳壳6克，白术12克，大腹皮12克，望江南30克。

● 伴有肠道内炎症的患者可在上方基础上加入黄连6克，金银花6克。理气药也需配合使用，如木香、砂仁、枳壳、大腹皮等。

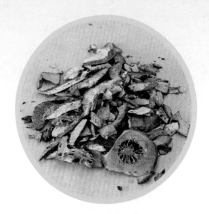

蜜麸炒枳壳

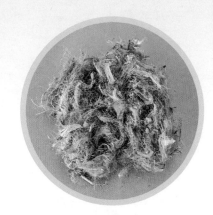

大腹皮

大便稀薄

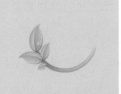

【临床症状】

大便稀薄，次数增多，成年人常由慢性肠病引起，老年人常由肠功能减退引起。中西药物都可能会影响胃肠功能而使大便稀薄，次数增多。抗生素会引起肠道菌群紊乱，肠道内的有益菌被抑制了，有害菌繁殖，从而引起腹泻。如果没有慢性肠病，可不必治疗。

【中医辨证】

中医认为大便稀薄，次数增多是脾胃虚弱的表现，需健脾祛湿。西医认为成年人常由慢性肠病引起，老年人常由肠功能减退引起。

【宜忌人群】

适用于大便稀薄、不能成形的患者。

【经验疗方】

● 笔者推荐古方参苓白术散加减：党参10克，茯苓10克，白术10克，芡实10克，木香6克，甘草3克。

● 若患者大便不成形，且伴有泡沫，一般是由肠道炎症引起的，笔者推荐古方黄连理中汤：白术12克，山药12克，芡实12克，石榴皮12克，黄连9克，炮姜炭12克，木香6克。

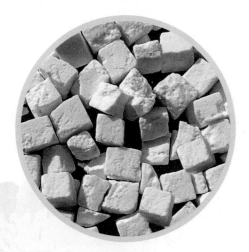

茯苓

【食用方法】

以上二方水煎服，能促进大便成形和消除炎症。

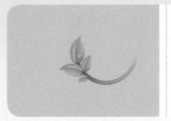

大便出血

许多人在上厕所时发现大便带血，但血的颜色不一样，出血的量也不同，少数会伴有黏液。胃出血是柏油一样的黑色大便，而痔疮出血则是鲜红色的。一般颜色越深说明出血部位越高，中医称远血；颜色越淡或颜色越鲜红说明越靠近肛门附近，中医称近血。

● 鲜血：多为肛门口部位出血，肛裂、痔疮的可能性大，大便干硬，鲜血在大便的表面，建议去肛肠科就诊。

● 非鲜血：多为胃肠出血。引起胃肠出血的主要有三大类疾病，即炎症性、免疫性和恶性肿瘤。大多要做肠镜或胃镜检查以明确诊断。

1. 大便暗红色并带有白色黏液：出血部位在直结肠，可能是慢性结肠炎、慢性肠溃疡，也有肠癌的可能性。

2. 大便出血呈暗褐色：出血部位在回盲部和小肠，多为克罗恩病，肠壁有溃疡和肉芽肿病变。溃疡性结肠炎、白塞病肠溃疡和克罗恩病都是免疫性疾病。

3. 大便呈柏油样乌黑而亮：多为胃、十二指肠出血，炎症、溃疡、胃癌都有可能。

【宜忌人群】

大便出血的患者适宜。

【经验疗方】

● 肛门口出血可用槐花米煎服和中成药槐角丸。

● 对于胃肠炎症导致的出血，笔者推荐的止血药方是生地黄炭汤：生地黄炭30克，阿胶10克，槐花米30克，地榆炭30克。

● 对于直结肠炎症性出血中西药物都有效果。中药中的清热解毒药如黄连、黄芩、金银花、秦皮与止血药地榆炭、仙鹤草、白及等同用，疗效颇佳。民间中草药铁苋菜既清热消炎，又能止血，新鲜的效果更好。

● 笔者经验，免疫病溃疡出血以白及、土茯苓为好；肠癌出血以三七、阿胶、灶心土为好；放射性肠炎出血以生地黄、仙鹤草为好。

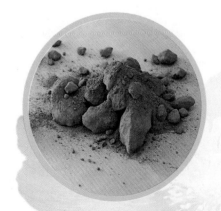

灶心土

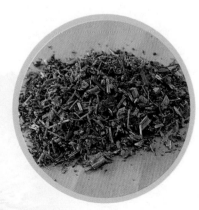

仙鹤草

【食用方法】

煎汤服用。

中药小常识

能够止血的中药很多，如槐花米、地榆、灶心土等。灶心土现在可能较少见，以前农村用大灶烧稻草，灶心土便是灶头里面的焦黄土块，因天天烧，烧的非常干，现在药店里可能还能买到。

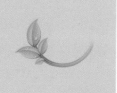

慢性胆囊炎

【临床症状】

常有上腹部俗称胸口或偏右部位隐痛，按之有触痛，可检查B超帮助诊断。慢性胆囊炎可能会伴有胆结石、胆囊息肉。

【中医辨证】

胆囊炎和胆石症可先用中药治疗。中药对单纯性慢性胆囊炎有较好的效果，宜用清热疏泄的治法。

【宜忌人群】

　　慢性胆囊炎患者如果没有结石，胆汁每天都能正常排泄，可以服用利胆的中药，把肝脏每天分泌的胆汁排清排空，保证通畅，如泉水般天天都在流动更新，问题就不大了。此外，结石的成分主要是钙，有部分人热衷于补钙，补钙就是为结石提供了原料，但是不补钙会骨质疏松，补多了以后则会发生结石。

【经验疗方】

　　笔者经验方疏胆汤：柴胡9克，郁金12克，黄连9克，黄芩30克，蒲公英30克，虎杖12克，木香9克，枳壳12克，甘草3克。其机制为加速胆汁的排泄，减少胆汁的滞留时间，并促使局部的炎症慢慢消除，胆囊慢性炎症的消除对防止结石和息肉的形成也是有帮助的。

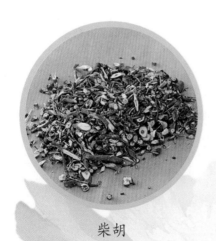

柴胡

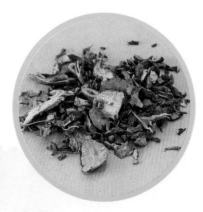

虎杖

【食用方法】

　　煎汤服用。

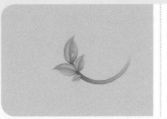

氨基转移酶升高

【临床症状】

　　肝脏发生炎症，首先是氨基转移酶升高，主要有丙氨酸氨基转移酶、天冬氨酸氨基转移酶、γ-GT即谷氨酰转肽酶等，这些是检查肝功能的主要指标，在临床上还需结合其他指标综合诊断。

【中医辨证】

　　各种肝病患者氨基转移酶都会变化，尤其是急慢性肝炎患者，在发病期间氨基转移酶都会升高，但肝炎病毒在细胞核里，很难杀灭。中医主张得了肝炎的患者大便次数要多一点，加快排毒，把肝脏和胆汁里的毒素排泄到胆囊里，再排泄到肠道里，最后随着大便排出去。

【宜忌人群】

　　各种氨基转移酶升高的肝病患者均适宜。需要注意的是，有些中药如黄药子、川楝子、千里光、苍耳子、铁树叶、生首乌、青风藤等都有肝毒性，不宜久用和大剂量使用，否则会损坏肝功能，反而引起氨基转移酶升高。

【经验疗方】

● 笔者对氨基转移酶升高推荐的经验方是疏肝降酶汤：柴胡9克，郁金12克，虎杖12克，鸡骨草30克，败酱草30克，女贞子30克，连翘12克，甘草3克。

● 笔者经验方鸡骨草汤。

● 中成药如垂盆草冲剂等。

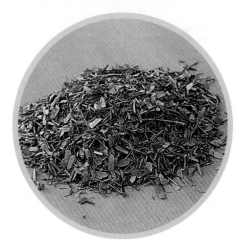

鸡骨草

【食用方法】

煎汤服用即可。

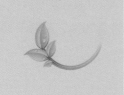

脂肪肝

【临床症状】

脂肪肝是脂肪代谢紊乱所造成的，脂肪在体内积聚，积聚在肝脏形成肝细胞浸润。这不仅仅是脂肪增加的问题，而是脂肪代谢异常造成的系统性问题。若脂肪积聚过多，可能发展为肝硬化，从而产生一系列严重后果。很多脂肪肝患者氨基转移酶是正常的，为单纯的脂肪肝；而有的患者氨基转移酶升高了，为脂肪性肝炎。

【中医辨证】

中医认为脂肪肝是痰湿瘀热积聚肝脏所引起的。现代脂肪肝已成为常见病，导致脂肪肝的原因很多，大多数是营养性的，与高脂血症有关，饮酒会使病情加重。还有很多人体形偏瘦，血脂正常，也会发病。慢性肝炎患者也会有脂肪肝。以前以中年人多见，现在年轻人中也常有。

【宜忌人群】

脂肪肝患者适宜。

【经验疗方】

● 中药焦决明、三七、地骨皮、金银花、虎杖、大黄等均对脂肪肝有较好的疗效。其机制是抑制脂肪在肠道内吸收，抑制肝脏内脂肪合成，促使脂肪重新分解排出。

● 笔者经验方疏肝去脂汤：柴胡9克，焦决明30克，三七2克，地骨皮30克，郁金12克，虎杖12克，泽泻12克。对消除脂肪肝有明显作用。

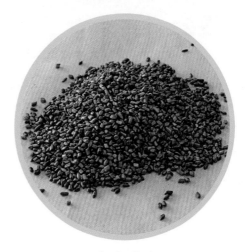

生决明子

【食用方法】

煎汤服用。

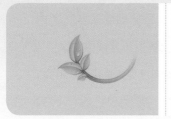

胆红素升高

【临床症状】

　　肝功能检查指标共有总胆红素、直接胆红素、间接胆红素三项，临床医生主要看直接胆红素。胆红素高得过多就会出现黄疸，即皮肤发黄，巩膜发黄。若胆红素只是偏高一点，看不出黄疸症状，为隐性黄疸，即皮肤不黄，但胆红素指标偏高。

【中医辨证】

　　胆红素高的黄疸共有三种。第一种是最常见的肝细胞性黄疸，多由肝脏疾病引起，大部分是病毒性肝炎、免疫性肝炎、肝硬化所造成的黄疸。第二种是阻塞性黄疸，由于胆囊炎、胆结石等原因造成阻塞，胆汁排不出来。胆汁生成于肝脏，通过毛细胆管输到胆囊，储存在胆囊中，在吃饭时排到十二指肠，通过胆总管排泄出去，作用是消化代谢脂肪。胆红素高了吃油腻的食物脂肪无法消化，进而拉肚子。第三种是溶血性黄疸，红细胞溶解，属于自身免疫病，严重且难治。此外，红斑狼疮也会发生自身溶血性贫血，溶血后会产生黄疸，但临床比较少见。

【宜忌人群】

胆红素升高的患者适宜。

【经验疗方】

对于胆红素异常，笔者的经验方是降胆汤：柴胡9克，郁金30克，姜黄30克，连翘30克，虎杖12克，焦山栀12克，枳壳12克，泽泻12克。

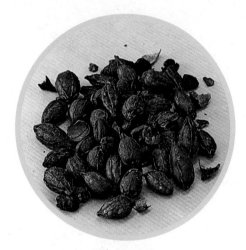

焦山栀

【食用方法】

煎汤服用。

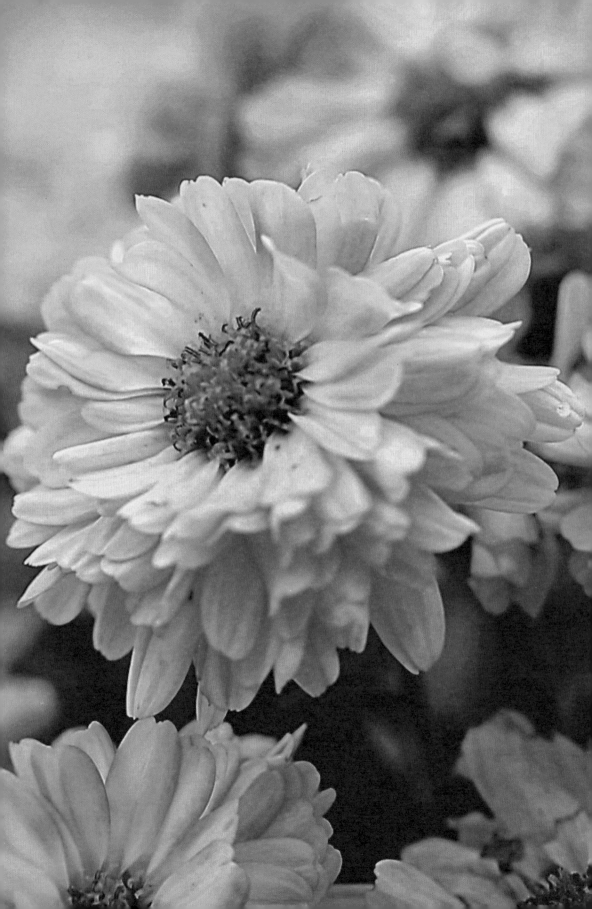

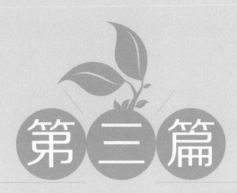

第三篇

循环系统：建构
强大的心

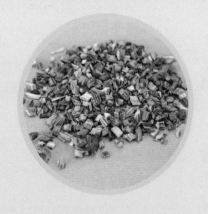

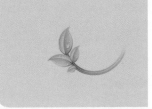

胸　闷

【临床症状】

胸闷是指胸部烦闷而不能嗳气，有时还伴有局部的疼痛。随着病情加重，胸闷会越来越明显。

【中医辨证】

无嗳气的胸闷中医多辨证为气滞或气滞血瘀，伴随嗳气的胸闷中医多辨证为痞证。

● 冠心病：早期即有胸闷症状，随着病情加重，胸闷越来越明显。

● 心绞痛：又闷又痛，即心肌梗死。

● 肺支气管的急性慢性炎症疾病：常有胸闷症状，并常伴有咳嗽咯痰。

● 上消化道食管或胃功能异常：胸部发闷，伴随嗳气，为上腹部胀气。

【宜忌人群】

多种原因引起的胸闷患者均适宜。

【经验疗方】

笔者推荐的经验方如下：

● 赤芍宽胸汤：赤芍30克，白芍30克，郁金12克，丹参30克。适用于冠心病早期与肺动脉高压轻症时的胸闷。

● 石菖蒲汤：石菖蒲30克，枳壳12克，白芍30克。适用于不明原因的胸闷。

● 白豆蔻散：白豆蔻3克或丁香1克，开水冲泡。适用于上消化道的胀闷，服用后能较快通气。

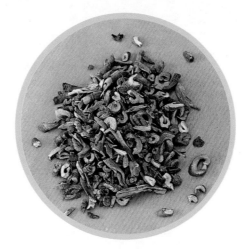

牡丹皮

【食用方法】

上方煎汤服用。

中药小常识

牡丹和芍药都是非常有名的花卉，牡丹花的茎皮称为牡丹皮，里面含有的有效成分主要是丹皮酚。芍药以块根入药，有效成分主要是芍药苷，成药帕夫林就是用其提取物制成的。

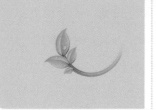

胸 痛

【临床症状】

　　胸口的部位概念比较含糊，一般认为在剑突部位附近。很多患者因不清楚准确的位置而容易引起误诊。引起胸痛的原因有很多。

【中医辨证】

　　● 冠心病：常是闷痛，部位常在左胸一侧，有冠心病的患者家中应常备有麝香保心丸、硝酸甘油片等中西急救药品。

　　● 心绞痛和心肌梗死：从左胸疼痛放射至左肩部、背部和上腹部。

　　● 肺癌早期：有胸痛症状，会越来越严重，并有咳嗽痰血的症状。

　　● 纵隔肿瘤：有胸痛症状，在CT中可发现，早发现早治疗的存活率还是比较高的。手术后、化疗疗程结束后宜长期服用中药。

　　● 胸膜炎：可有胸痛，大多在胸部两侧，可有发热低热，有炎症性和结核性两类。及时使用抗生素和抗结核药效果较好，绝大多数能治愈。

● 胃十二指肠溃疡和慢性胆囊炎：在剑突周围，俗称胸口疼痛。胃十二指肠溃疡常有幽门螺杆菌阳性，能用抗生素杀灭。对于溃疡，中西药物都有较好的效果，能促使重新愈合。

● 肋软骨炎：胸骨的两侧疼痛、刺痛，肋软骨高突，又称前胸壁综合征，是一种风湿病，需祛风活血治疗。中药羌活、姜黄、白附子、徐长卿等有效。

● 带状疱疹：胸部皮肤突然出现剧烈胸痛，如烧灼状，春夏发病较多，冬天易被忽略。六神丸以冷开水化开后外敷，有即刻止痛的效果。

【宜忌人群】

前胸壁综合征是一种风湿病，其引起的胸痛需用祛风活血的中药治疗。

【经验疗方】

针对前胸壁综合征的胸痛，笔者的经验方是白附子汤：白附子12克，徐长卿30克，姜黄30克，三七2克。

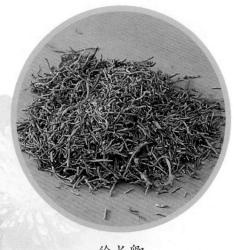

徐长卿

【食用方法】

上方煎汤服用。

心　慌

【临床症状】

心慌是人体主观感觉到心脏跳动并伴有不适感。心脏搏动受自主神经控制，没有器质性心脏病的人感到心慌心悸绝大多数是自主神经功能紊乱。心电图显示高于100次/分且无其他异常表现，提示为窦性心动过速，简称窦速。

【中医辨证】

古代没有钟表，中医以呼吸来计算，称一息四至，一呼一吸脉搏4次，即心动4次，每分钟18次呼吸，脉搏72次，心动72次，与西医一致。现代医学认为，心慌绝大多数是由于自主神经功能紊乱所致，正常情况下人体感觉不到心跳，如果在左胸靠近乳房下面的位置感觉到搏动并伴有不适则为心慌，患者常常会有不舒服的感觉。

西医检查心电图显示不到100次/分，则认为是在正常范围内，超过100次/分才诊断为心动过速，需要进行治疗。而中医认为，即使不超过100次/分也是不正常的。古代把这种情况称为心悸或怔忡，对此中医认为是机体失调，是疾病的信号。中医讲究"治未病"，即在疾病尚未形成的阶段进行干预治疗，效果是最好的。若不及时治疗、调整，可能症状就会加重。

【宜忌人群】

适用于具有心慌症状但西医心电图检查心率未超过100次/分的患者。

【经验疗方】

● 加减二龙汤：煅龙齿30克，煅龙骨30克，生地黄15克，黄连9克，五味子9克。

● 生脉饮：人参10克，麦冬20克，五味子10克。

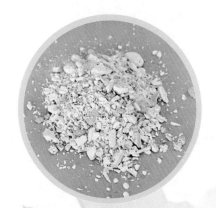

白龙齿

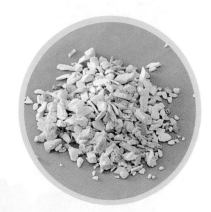

龙骨

【食用方法】

煎汤服用。

中药小常识

　　龙齿、龙骨是地下的化石，我国古代最早的文字甲骨文就是一百多年前从中药龙齿、龙骨中发现的。现在龙齿、龙骨都已经过考古人员筛除，有用的作为考古之用，无用的入药，对功能性窦速心悸能较快地改善，且没有不良反应。

心动过缓

【临床症状】

　　临床心电图显示心脏搏动每分钟60次以下为心动过缓，患者常常同时伴有血压降低。古代中医对此早有记载，临床表现为脉微细和脉濡缓，即脉搏无力兼次数不足。

【中医辨证】

　　中医治疗常常使用独参汤、人参附子汤、麻黄附子细辛汤等方剂，能将低下的血压和减慢的心率提高，其中强心效果最好的药方是人参附子汤。中医认为，人参功效专一，大补元气。笔者认为，人参是最好的强心药，药性缓和，长期服用能使心脏保持健康。现代研究发现，人参具有类似于异丙基肾上腺素的强心作用，长期使用能增强心肌的收缩和舒张功能，并能提高异常降低的心率与血压。人参附子汤中的附子温里散寒、补火助阳，其含有的强心成分相当于西药中的异丙基肾上腺素这一类药，服用后能够加快心率。长期服用附子的心动过缓患者，心率能从每分钟五十几次提高到七十几次，但是附子毒性非常大，需要注意。此外，细辛、吴茱萸也能强心，但细辛有毒性，最多只能用到3克。

【宜忌人群】

适用于心率每分钟60次以下的心动过缓患者，而心率每分钟50次以下的患者则需考虑安装心脏起搏器，并及时就医。

【经验疗方】

中医古代即有记载，对于脉微细、脉濡缓的患者，可使用独参汤、参附汤、麻黄附子细辛汤等将低下的血压和减慢的心率提高。

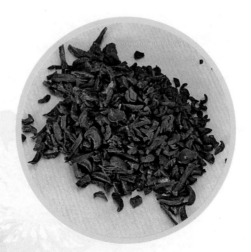

熟附片

【食用方法】

● 独参汤可煎汤服用。古代也有"咬咀"的食用方法，即将药嚼碎后咽下。

● 参附汤煎汤服用。其中附子一般要用制附子，不能用生附子，生附子使用不当会引起死亡。生附子毒性非常大，但炮制后毒性成分乌头碱转化，毒性降低。若炮制不完善、不规范，制附子中留有毒性成分乌头碱，患者服用后就会中毒。

冠心病装支架后的调养

【临床症状】

冠心病在临床上比较常见，部分冠心病患者常常会出现心绞痛、心肌梗死的情况，需要安装心脏支架，而很多患者安装心脏支架后没有进行后续治疗，往往会引起严重后果。

冠状动脉有一个总的动脉，再分成左支和右支，再分为许多分支。冠状动脉粥样硬化性心脏病就是脂质沉淀在冠状动脉血管壁上，不是一个地方、一根血管，而是好几根血管都有病变。此外，除了心脏，其他部位的动脉也会有粥样硬化的异常情况。笔者认为，冠心病患者安装支架后，病变处的冠状动脉重新扩张，血流通畅，症状消除，疾病治愈了，人似乎完全恢复健康，但没有安装过支架的其他冠状动脉分支以及主动脉、颈动脉的狭窄斑块依然存在，还需继续治疗，否则会有新的狭窄形成，引起新的病变，后果更加严重。因此，明确支架手术后坚持长期治疗显得尤为重要。

【中医辨证】

冠心病支架手术后部分患者会出现再梗死的情况，因此，安装支架并非一劳永逸，支架术后的二级预防非常重要。笔者建议患者长期服用抗凝药和调脂药，西药的常用药物都有不同程度的不良反应，如阿司匹林常常会引起各种出血。中药能够减轻冠状动脉、主动脉、颈动脉的粥样斑块，降低血清中的胆固醇和甘油三酯，起到保护血管、预防心绞痛发作的作用。中药的活血化瘀药对此类患者非常适用。

【宜忌人群】

冠心病支架手术后的患者适宜。

【经验疗方】

笔者经验方鬼箭羽汤：鬼箭羽30克，郁金12克，丹参30克，赤芍12克，三七3克。可以长期服用。

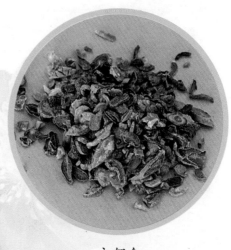

广郁金

【食用方法】

上方煎汤服用。

心肌炎

【临床症状】

文中讲的心肌炎是指病毒性心肌炎。有的人感冒后有时会发生急性病毒性心肌炎，有胸闷、胸痛、心悸的症状。心电图检查提示有房性室性早搏、T波改变等，严重者会有传导阻滞、房颤、室颤之类的表现，甚至有的患者会出现猝死。

【中医辨证】

中医在临床诊治的都是病毒性心肌炎后遗症，常常出现早搏、T波改变、S-T段改变。早搏有窦性早搏、房性早搏、室性早搏等。窦性早搏是功能性的，房性早搏有功能性的、器质性的，室性早搏是属于器质性的。T波改变、S-T段改变是心肌劳损引起的，属于器质性的，是比较轻的症状，严重者表现为房颤、室颤。对于室性早搏、S-T段改变等较轻的症状，服用中药效果较好。

【宜忌人群】

　　适用于大多是病毒性心肌炎的早期患者或是出院后的后遗症患者，症状较轻者。若情况严重，则不适合用中药治疗。

【经验疗方】

　　● 活血化瘀药：丹参、三七、郁金、川芎、赤芍等，用以改善心肌的供血供氧。

　　● 笔者经验方四参汤：红参3克，生晒参3克，西洋参3克，参三七3克。长期服用，其效果优于活血化瘀药。患者的早搏、T波改变会有好转，有的可完全恢复正常。

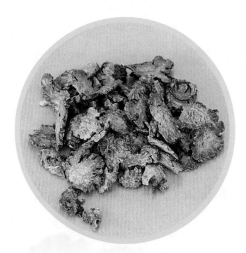

川芎

【食用方法】

　　四参汤水煎服，或研末吞服，每次1～2克，每日3次。

心肌劳损

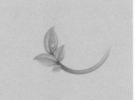

【临床症状】

心肌劳损是心脏病的常见临床表现。冠心病、高血压性心脏病、肺源性心脏病、风湿性心脏病等都会发生，进一步可能会出现心力衰竭。

【中医辨证】

心肌劳损多由冠心病引起，使用活血化瘀的中药是很有必要的。冠心病是冠状动脉狭窄造成心脏供血不足，主要原因是胆固醇沉积，心脏搏动时需要供血供氧就是依靠冠状动脉供给。高血脂患者长期发病以后，低密度脂蛋白沉淀于冠状动脉，冠状动脉变得细而狭窄，若再收缩，就会心绞痛发作。如果每天都供血不足，长此以往就会引起心肌劳损。

【宜忌人群】

心肌劳损患者适宜。

【经验疗方】

促进心肌代偿，具有强心作用的中药有四类：

● 人参类，包括红参、生晒参、西洋参、党参、参三七，所含的有效成分人参皂苷是保护心脏最好的药物，但太子参无效。

● 养阴药类，如生地黄、麦冬、玉竹等，其中以玉竹为最好。玉竹含铃兰强心苷类，长期服用能促进心肌代偿，强心效果较好，并能降低心率，但对于心动过缓者不宜使用。生地黄、麦冬的强心作用很弱。

● 温阳药类，如制附子、制乌头、吴茱萸、细辛等，其中以制附子为最好。制附子所含的生物碱如去甲乌药碱等具有类似于异丙基肾上腺素的强心作用，小剂量长期服用，能促进心肌代偿，强心效果较好，并能增快心率，但对于心动过速者不宜使用。吴茱萸、细辛的强心作用较弱。

● 化瘀药类，如鬼箭羽、泽兰叶也含强心苷，且没有不良反应可以大剂量使用。将具有强心作用的中药与活血化瘀类中药结合起来同用，既能直接增强心肌功能，又能促进心肌的供血供氧，其临床效果能明显提高。对于长期依赖地高辛的慢性心衰患者，长期使用中药调理后能将地高辛逐渐减量，甚至停用。

● 古方参附汤加减：生晒参6克，制附子9克，参三七3克，泽兰叶30克。适用于心率过缓者。

● 笔者经验方参玉汤：红参3克，玉竹30克，参三七3克，鬼箭羽30克。适用于心率过速者。

● 鬼箭羽汤：鬼箭羽30克，郁金12克，丹参30克，赤芍12克，三七3克。适用于冠心病患者。

除了药物治疗，在日常生活中要想预防心肌劳损，最重要的就是要改善工作方式和生活方式，适当锻炼，节制饮食，控制血脂。

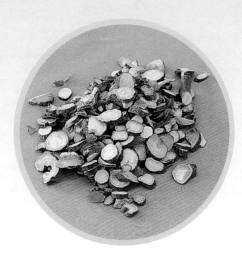

赤芍

【食用方法】

以水煎服。

心肌梗死

【临床症状】

　　突发剧烈而持久的胸骨后或心前区压榨性疼痛，部分患者疼痛位于上腹部。首次心肌梗死约有70%的患者能够抢救成功，但冠心病依然存在。冠状动脉狭窄和心肌损伤，甚至慢性心衰需要长期治疗，以期进一步改善心功能。

【中医辨证】

中医理论认为心主脉、心主血、心主血脉，血脉现分为动脉和静脉，淤血阻塞心脏血脉，心肌受损。一要活血化瘀，疏通血脉，二要保护心脏，增强心脏。

【经验疗方】

● 长期服用强心类中药和活血化瘀类中药，如红参、生晒参、西洋参、党参、参三七、生地黄、麦冬、玉竹、鬼箭羽、泽兰叶、丹参、赤芍、郁金、川芎等。

● 经常服用人参、三七，此类中药是保护心脏的最佳药物。

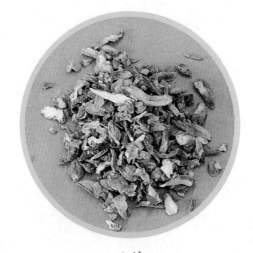

玉竹

中药小常识

三七既能活血化瘀，是治疗心血管疾病的最佳中药，化瘀之力强于丹参等活血药，又能强心，强心功效是丹参等所不具备的。强心最佳的中药是人参，但人参没有化瘀功效。

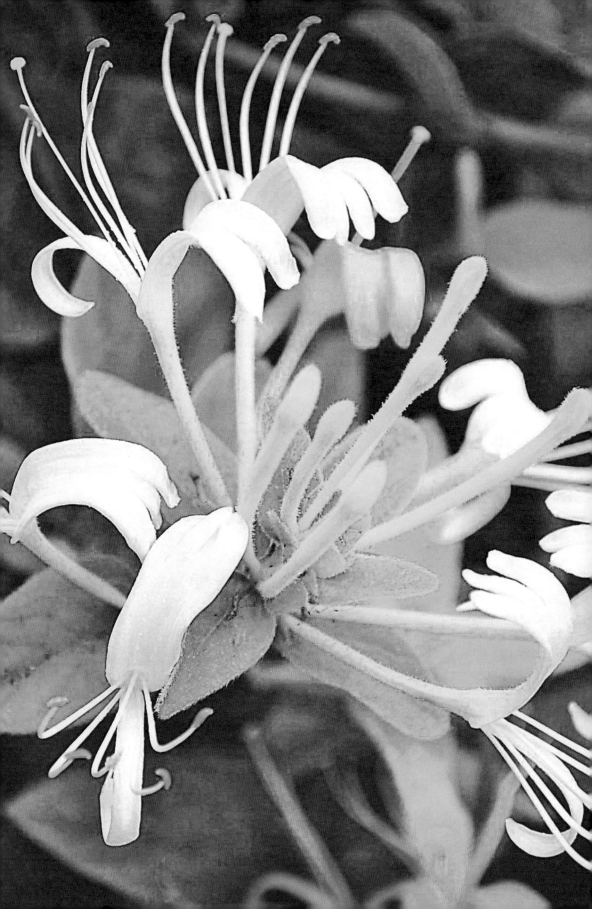

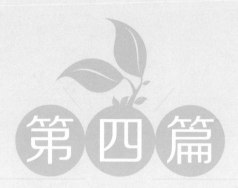

第四篇

泌尿系统：
人之根本——肾

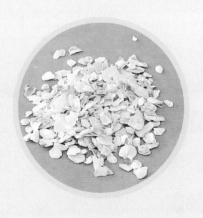

肾盂积水

【临床症状】

肾盂积水是由于尿路阻塞引起肾盂肾盏扩大，并伴有肾组织萎缩。肾盂是肾脏的一部分，为一圆锥形囊状物，下端通着输尿管。在泌尿系统的疾病中，肾盂积水并不少见，其并发症常见的有腰酸、腰痛等。

【中医辨证】

引起肾盂积水的原因有很多，由于肾盂以下部位排尿不畅，肾盂炎症肿胀、输尿管扭曲、结石堵塞、息肉、囊肿、肿瘤等都有可能。

【宜忌人群】

肾盂积水患者适宜。

【经验疗方】

● 肾盂炎症肿胀：采用清热利水药，如车前草、车前子、萹蓄草、黄毛耳草等，既能抗炎又能利尿，虽然功效较弱较慢，但肾盂积水本身就是慢性病，长期服用，效果会慢慢显现，以达排尿通畅。

● 输尿管扭曲说明平滑肌松弛了，大多由慢性炎症引起。中医一方面采用清热利水药以抗炎利尿，同时使用理气药以调节增强输尿管平滑肌的功能。

● 黄毛耳草汤：黄毛耳草30克，车前子30克，茯苓12克，泽泻12克，川断12克，杜仲12克，木香9克，乌药9克，甘草3克。

● 肾盂积水：患者常有腰酸腰痛，川断、杜仲水煎服能改善症状。

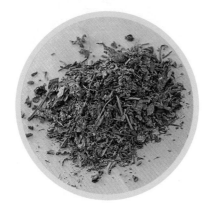

车前草

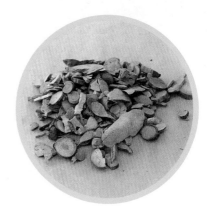

乌药

【食用方法】

黄毛耳草汤可煎汤长期服用。此方不仅具有抗炎利尿的功效，又能改善腰酸背痛的症状。

蛋白尿

【临床症状】

正常人尿液中也会有少量的蛋白质。引发病理性蛋白尿的疾病有很多，如肾小球肾炎、肾盂肾炎、狼疮性肾炎等，一些孕妇也会有蛋白尿的症状。蛋白尿是肾炎的典型症状，部分患者甚至伴有血尿。

【中医辨证】

临床上三种类型的肾炎会有蛋白尿，由慢性肾炎、紫癜性肾炎、狼疮性肾炎等免疫性疾病所引起。对于不同疾病引起的蛋白尿有不同的治疗方法。

【宜忌人群】

不同疾病引起的蛋白尿患者适宜。

【经验疗方】

● 轻症用笔者经验方清肾汤：生地黄30克，黄芩30克，接骨木30克，积雪草30克，莪术30克，甘草3克。

● 进一步则用复方金雀根汤：生地黄30克，金雀根30克，黄芩30克，苦参30克，胆南星30克，半夏3克，红枣12克。

● 对较顽固的患者则更进一步用药，复方山豆根汤：生地黄、黄芩、接骨木、积雪草、金雀根、羊蹄根、莪术、山豆根等。胃肠反应较大。

这三个方药不但对狼疮性肾炎蛋白尿有效，对慢性肾炎、紫癜性肾炎也有效。

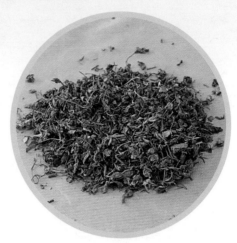

积雪草

【食用方法】

煎汤长期服用。

肾功能异常（肌酐、尿素氮升高）

【临床症状】

肌酐和尿素氮也是化验肾功能的重要指标，严重肾功能异常者表现为各种肾病，如肾衰竭、肾囊肿、肾炎、尿毒症等。肌酐、尿素氮高的慢性肾功能衰竭，西医叫氮质血症。

【中医辨证】

　　肾功能异常主要与一些肾脏疾病有关，如慢性肾炎等，笔者在治疗狼疮性肾炎长期的探索中，发现中医中药对于肾功能异常的轻症患者还是可以有所作为的，有可能将肌酐、尿素氮降下来。其机制可能与抑制肾脏血管内皮炎症，增加排泄有关。其重症都是采用血透的，难度较大。对于老年人血管硬化而引起的慢性肾功能减退，肌酐、尿素氮、尿酸升高，在早期轻症阶段，就应长期服用中药以保肾。

【宜忌人群】

　　肾功能异常的轻症患者以及老年人血管硬化而导致的肾功能减退、肌酐和尿素氮升高的患者适宜。

【经验疗方】

　　笔者经验方肾衰汤：生地黄 30 克，接骨木 30 克，积雪草 30 克，虎杖 30 克，莪术 30 克，秦皮 30 克，车前子 30 克。

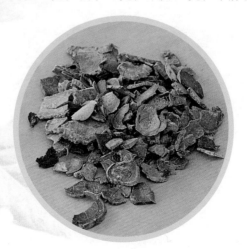

莪术

【食用方法】

煎汤服用。

中药小常识

　　某些中西药物有肾毒性。中药绝大多数是无毒的、安全的，少数有肾毒性，如关木通、寻骨风、苋蔚子、防己、紫草、黄柏等，长期服用会引起肾功能不全。

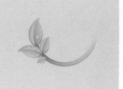

肾结石

【临床症状】

　　肾结石多为尿酸钙、草酸钙结石。结石在肾盂部位接近输尿管，则较容易下降；在肾脏上部，离输尿管较远，下降难度会大一些，但结石还是有可能移动。

【中医辨证】

　　由于输尿管是向下直行的，结石进入输尿管后若表面光滑，如黄豆大小，下来的可能性就大，如蚕豆大小则大于输尿管内径而难以下降，需要震碎。若结石表面毛糙有角刺，会刺破输尿管黏膜而出血，出血量大肉眼能见，为鲜红色；出血量小，尿常规检验可见红细胞，由于输尿管痉挛性收缩，会有腹痛绞痛或腰痛。

【宜忌人群】

肾盂肾结石以及输尿管结石患者适宜。

【经验疗方】

笔者经验方复方排石汤：连钱草30克，海金沙12克，木香6克，乌药9克。

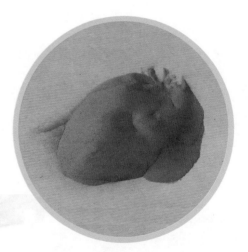

海金沙

【食用方法】

煎汤服用。

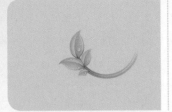

尿频尿急

【临床症状】

尿频尿急者较多见，可发生于白天或晚上，表现为反反复复地上厕所。还有患者有反复腰酸或腰痛的症状。

【中医辨证】

中医称为肾气不足，膀胱失于约束。中医的治疗方法为驱邪外出，即将细菌随着排尿一起排出体外，同时增强自身的免疫功能。

● 尿路感染患者：可用抗生素治疗。

● 中老年尿路综合征患者：对于小便化验已经显示正常但仍尿频尿急者，尤其以中老年妇女为多，称为尿路综合征，多由膀胱功能性改变引起。

● 老年男性前列腺炎患者：多由前列腺肥大、前列腺炎引起。

【宜忌人群】

中医中药适用于慢性膀胱功能失调引起的尿频尿急。此外，有些患者尿路感染服用西药抗生素后，白细胞以及其他尿液指标均恢复正常，但依然尿频，中医称之为膀胱余热未尽，治疗用乌蔹莓，改善膀胱功能。

【经验疗方】

● 笔者经验方金樱子汤：金樱子12克，覆盆子12克，车前子30克，乌药9克。用以调节膀胱功能，减少排尿次数，增加每次尿量。

● 笔者经验方乌蔹莓汤：乌蔹莓30克，车前草30克，黄芪12克，猪苓12克，杜仲12克，川续断12克，金樱子12克，覆盆子12克。适用于由慢性尿路感染导致的尿频尿急患者。

以上二方适用于白天出现尿频尿急的患者。

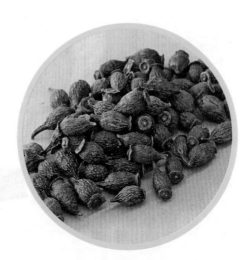

金樱子

【食用方法】

煎汤服用。

中药小常识

　　乌蔹莓为爬藤的野草，夏日常见。叶子如手掌，有五个像手指的分义，俗称五爪金龙，带点酸味。有清热利尿之功效，若用鲜草更好。

夜尿增多

【临床症状】

　　夜尿增多的患者晚上小便可多达十几次，甚至二十几次，少的也有五六次，但检查化验结果都正常。

【中医辨证】

　　中医称为肾气亏损，膀胱失约。夜尿增多的中医辨证是属于肾虚，肾虚也有不同的临床表现，治疗的方式也不一样。补肾药有几十种，各有用处。六味地黄丸是一个基本方，可在此基础上加入其他中药。

【宜忌人群】

　　夜尿增多的患者适宜。

【经验疗方】

笔者经验方沙苑子汤：煅龙骨30克，煅牡蛎30克，沙苑子30克，金樱子12克，覆盆子12克，猪苓12克，甘草3克。或单用沙苑子30克。适用于夜尿增多的老年患者。

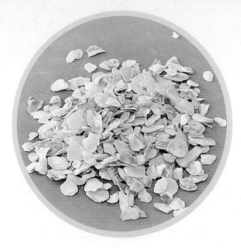

牡蛎

【食用方法】

煎汤服用。

男性性功能减退

【临床症状】

男性性功能减退用中医治疗有效，但对于完全丧失性功能的患者则无效。

【中医辨证】

中医认为，肾不仅局限于人类的泌尿系统，还是人的先天之本，主生长发育，繁衍后代的功能。对于男性性功能减退，中药往往有锦上添花的效果，但难以雪中送炭。男性的壮阳药主要是促进雄性激素、肾上腺皮质激素的分泌。西医常常是打激素提高全身激素水平，如丙酸睾酮，但不良反应很大，不建议使用。

男子性功能受四个方面调节：大脑兴奋性、脊后勃起神经兴奋、雄性激素分泌以及海绵体血管扩张充血。

【宜忌人群】

中年男性性功能减退的患者适宜。

【经验疗方】

● 笔者经验方鹿茸汤：鹿茸3克，生晒参3克，生地黄30克，仙灵脾30克，白蒺藜30克，三七3克，西红花1克，乌药9克。水煎服，或浸酒服。

● 经验方海马酒：海马5条，鹿茸10克，红参10克，

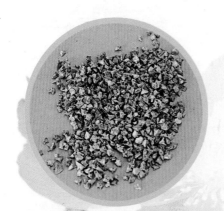

炒蒺藜

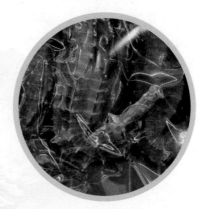

海马

熟地黄30克，仙茅12克，沙苑子30克，三七3克，西红花1克，槟榔12克，白酒1000克，浸20～30天，每天服用30～60毫升。

【食用方法】

鹿茸每天吃1～2片即可，不能多吃。第一天一片，第二天再吃一片，第三天再吃一片，一个星期吃七片，如果再多吃几天就会上火。如果吃了感觉很舒服，可以每天吃三片。海马酒浸泡20～30天后，每天服用30～60毫升。

中药小常识

笔者认为增强性功能最好的药是鹿茸，能提高肾上腺皮质激素、性激素水平，古代有全鹿丸。

巴戟天可以促雌性激素。需要注意的是，中药里的紫河车也是补充雌激素为主的，但它还含有孕激素和少量的雄激素。男性长期服用乳房会发育，甚至发生乳腺癌。女性长期服用，会产生乳腺肿块，吃多了还会得子宫肌瘤，甚至乳腺癌，所以不能乱吃。

促进雌激素分泌的中药还有肉苁蓉，也能促进肾上腺皮质激素分泌，但长期服用会增加体重。

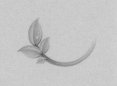

女性性功能减退

【临床症状】

女性性功能减退的主要原因是雌性激素分泌不足。雌激素是一种女性激素，主要由女性卵巢产生，女性到了更年期后雌激素的分泌量渐渐减少，常见症状如月经减少或推迟等。

【中医辨证】

女性的雌性激素分泌不足，性兴奋下降，主要与生理功能衰退有关，也与男性感情交流不足有关。

【宜忌人群】

女性更年期性功能减退患者适宜。

【经验疗方】

● 直接补充雌激素的中药，如哈士蟆油、胎盘粉、蜂王浆等，但药量难以掌握，过量会引起乳腺小叶增生、子宫肌瘤等。

促进体内雌激素自然分泌的药物效果较慢，笔者的经验方是古方逍遥散加减：柴胡9克，当归12克，白芍10

克，熟地黄12克，巴戟天12克，肉苁蓉12克，制香附12克，甘草3克。适用于女性更年期性功能减退造成的雌激素下降。

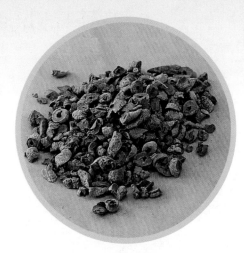

巴戟天

 【食用方法】

煎汤长期服用。

中药小常识

逍遥散加减加用的制香附有两个作用，一是能够舒张子宫平滑肌，治疗痛经；二是含有微量的雌激素。有的医生临床用于治疗男性胃疼，但效果不是很好。医生没有读懂古代的方子，古代治疗消化道疾病一般不用制香附，古方九制香附丸就是妇科专用的，后来发展为妇科十珍片，男性不宜常服。

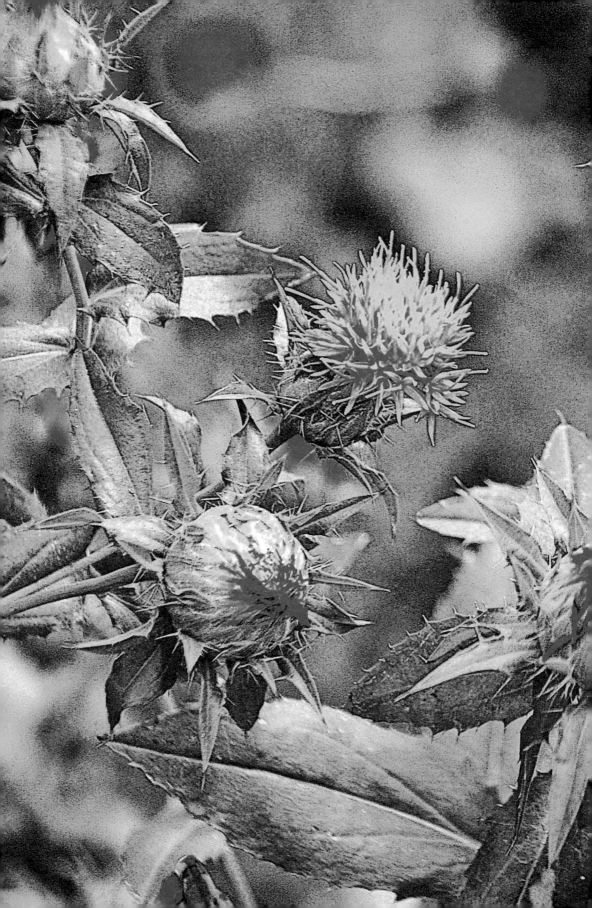

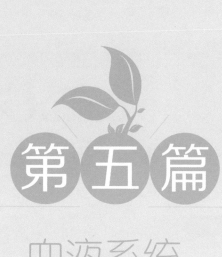

第五篇

血液系统：
作怪的血细胞成员

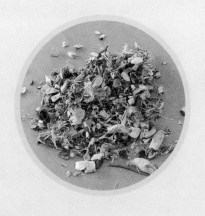

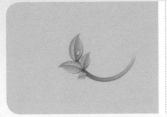

白细胞减少

【临床症状】

　　白细胞减少很常见，常会产生头晕、疲劳等一系列的反应。临床多见于贫血，如营养性贫血、溶血性贫血、出血性贫血等。还有一种情况是血细胞被破坏，如免疫性疾病、化疗药物、放射治疗、中西药物和环境因素。对于血细胞的减少，发生质量上的改变就是白血病；如果质量上没有改变，而是数量上显著减少，即骨髓的造血功能出现问题。临床上有些白细胞减少的患者都不会有明显的症状，如头晕、乏力、容易感冒。

【中医辨证】

　　白细胞减少的患者有多种情况，一种是血细胞增生不良，即骨髓造血功能被抑制了；一种是免疫病引起的白细胞减少，如免疫病中的系统性红斑狼疮和干燥综合征出现白细胞减少的患者较多，这是自身的抗体破坏所引起的，骨髓造血功能是正常的。还有很多肝脏疾病的患者，由于脾功能亢进，白细胞被自身的巨噬细胞吞噬，也会有白细胞减少的情况。

【宜忌人群】

白细胞减少的患者适宜。

【经验疗方】

● 针对增生不良导致的白细胞减少，可以用党参、黄芪、补骨脂、茜草、茴香等中药；对于免疫病引起的白细胞减少，常用莪术、金雀根、羊蹄根、地黄、山萸肉等能升高白细胞的中药。若是单单升高白细胞，可用山萸肉或鹿角片、鹿角膏。

● 笔者经验方二至丸加减：女贞子30克，墨旱莲30克，熟地黄12克，当归12克，白芍12克，补骨脂30克。适用于由外界因素而造成白细胞减少的患者。

● 笔者经验方红斑汤，包括生地黄、熟地黄、金雀根、羊蹄根、莪术、黄芩、忍冬藤等。适用于白细胞抗体呈阳性的患者，虽然起效慢，但效果好。

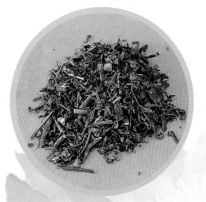

墨旱莲

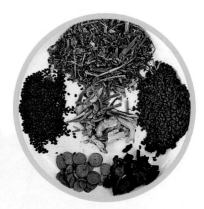

二至丸加减

【食用方法】

上方煎汤服用。

贫　血

【临床症状】

　　贫血患者往往有心跳不正常、头晕、乏力、气促、心悸等症状，贫血以及造血功能不全还会引起免疫功能紊乱、抵抗力低下等，有些在生理上甚至出现老年化的症状，如头发花白、皮肤枯燥、出现老年斑等。

【中医辨证】

　　临床大量的贫血都是出血性的，如消化道出血、胃出血以后造成的贫血，还有原发性的自身溶血、系统性红斑狼疮引起的溶血。

　　● 缺铁性贫血：如营养性贫血、失血性贫血，可用补充营养的方法来治疗，主要为含有蛋白质和铁元素的食物，如鸡肉、鸡鸭血、猪肉、猪骨、牛羊肉等。蔬菜中的无机铁较难在肠道吸收，如菠菜。

　　● 增生不良性贫血：由于骨髓造血功能减退，可能是放射、药物、污染、化学品等引起骨髓抑制。严重者为再生障碍性贫血。

【宜忌人群】

营养性、失血性、增生不良性、溶血性贫血等贫血患者适宜。

【经验疗方】

● 古方归脾汤加减：黄芪12克，党参12克，当归12克，白术12克，熟地黄12克，阿胶12克，陈皮6克。适用于营养性贫血、失血性贫血和增生不良性贫血。

● 中医传统的归脾汤、十全大补汤，健脾益气补血，可以促进骨髓造血来增加红细胞，同时也能增加白细胞。

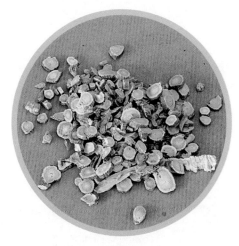

黄芪

【食用方法】

煎煮或炖汤食用。

血小板减少

【临床症状】

血小板减少可能是由于血小板减少性紫癜、红斑狼疮引起的血小板减少或者放疗引起的血小板减少，这里只对原发性的血小板减少进行讨论。

【中医辨证】

血小板减少主要由免疫和过敏引起，如原发性血小板减少性紫癜，系统性红斑狼疮、干燥综合征是由自身的血小板抗体过多引起的血小板减少，所以造血功能是正常的。放疗、化疗引起的骨髓抑制也可造成血小板减少。中医关于血的理论有三类，古代的营血理论大部分指营养性贫血，宋朝的气血理论代表方剂有归脾汤、八珍汤、十全大补汤，到了明清是精血理论，即用补肾、补精血的方法来治疗贫血。

【宜忌人群】

各类原因引起的血小板减少患者适宜。

【经验疗方】

● 笔者经验方：生地黄15克，熟地黄15克，山萸肉15克，鹿角胶9克，郁金12克，莪术15克，黄芩15克，甘草3克。适用于免疫性疾病引起的血小板减少患者。

● 放疗、化疗引起骨髓抑制造成的血小板减少，笔者推荐黄芪、党参、当归、熟地黄、阿胶等中药。

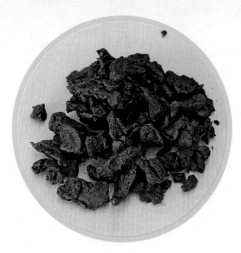

熟地黄

【食用方法】

煎煮或炖汤食用。

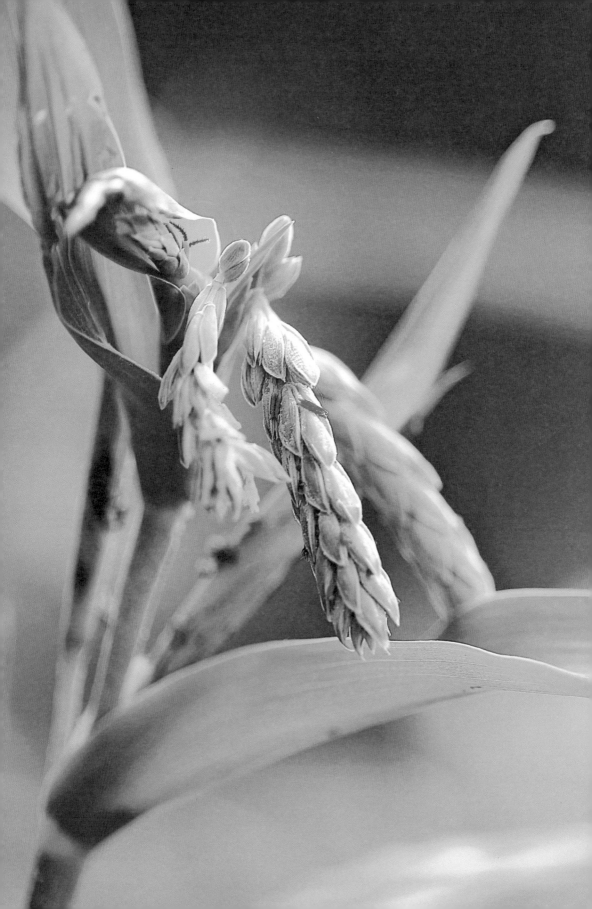

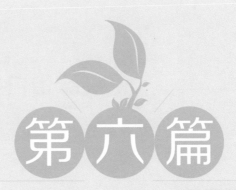

第六篇

风湿性疾病：复杂的
风湿免疫家族

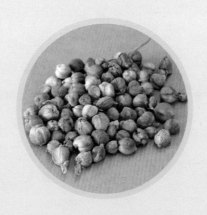

免疫球蛋白低下与亢进

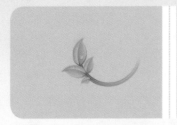

【临床症状】

抗体是在机体有抗原刺激下产生的一种免疫球蛋白，参与机体抵抗细菌病毒的侵入。抗体低下，机体的抵抗力就低下，但是如果抗体亢进了也会造成机体自身的损害。自身免疫病就是出现了坏抗体，如系统性红斑狼疮的抗双链DNA抗体等。这些坏抗体亢进造成机体自身的损害，称为自身免疫病。

免疫球蛋白是一类重要的免疫分子，是参与过敏性鼻炎、过敏性哮喘和湿疹等发病机制调节的主要抗体。免疫球蛋白属于体液免疫的范围，总共包括五项，医院化验的是四项，即IgG、IgM、IgA、IgE，其中IgG、IgM、IgA与慢性感染、肿瘤、自身免疫病有关，IgE与过敏有关。免疫球蛋白减低会使人的免疫力下降，感染其他疾病的概率升高，临床上艾滋病、肿瘤都与免疫球蛋白低下有关。反之，免疫球蛋白升高也会影响人体的各项功能。在免疫病患者中，球蛋白、V球蛋白、免疫球蛋白三项指标如果同时升高则称为体液免疫亢进。大多数患者因患有自身免疫病而导致体液免疫亢进，也有少数患者因检查不出病因，就称为免疫球蛋白亢进。免疫球蛋白的作用就是当

病毒、细菌入侵人体后起到消灭病毒、细菌，保护人体的
作用。

【宜忌人群】

免疫功能异常的患者适宜。

【经验疗方】

● 对于免疫球蛋白降低，笔者的经验方是以古方十全
大补汤加减：党参12克，黄芪12克，白术12克、灵芝30
克，薏米仁30克，茯苓12克，陈皮6克，甘草3克。

● 调节免疫功能，笔者经验方是复方生地黄汤：生地
黄12克，生石膏15克，黄芩15克，忍冬藤15克，丹皮12
克，莪术12克，陈皮6克，甘草3克。

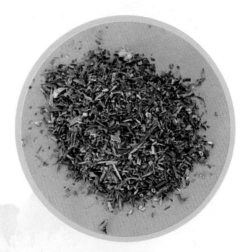

忍冬藤

【食用方法】

煎汤服用。

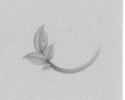

风湿病总论

【临床症状】

现代医学的风湿性疾病是对一大类病因各不相同但都会影响关节和周围软组织的疾病的总称。如果要细分，可以分成一百多个疾病。风湿病共同的特点就是关节炎、关节疼痛。风湿病现在一般分为两类。一类是免疫性风湿病，主要有类风湿关节炎、系统性红斑狼疮、干燥综合征、皮肌炎、多肌炎、硬皮病、变应性关节炎、白塞病、结节性红斑、桥本氏甲状腺炎等，都是由于自身免疫病造成的。还有一类是退行性关节炎，退行性是由于人体衰老引起的，中老年由于关节长期磨损或由外伤引起，包括骨质疏松、关节肥大，又叫肥大性关节炎或骨质增生，以及腰椎间盘突出、外伤性关节炎、肩关节周围炎、下腰背综合征等，对于这类疾病，称退行性关节炎。

【中医辨证】

古代中医将风湿病称为"痹证"，《黄帝内经》写道，"风、寒、湿三气杂至合而为痹"，当人的正气虚弱时风寒湿之邪侵入机体，痹阻关节肌肉筋络，导致气血闭阻不通，产生风湿病。

笔者认为，风、寒、湿、热、痰、瘀、毒七个因素造成关节炎，除了风、寒、湿和热，其他几个《黄帝内经》上也提到过。痰就是痰饮，瘀相当于现在西医的血管炎。毒是风、寒、湿、热、痰、瘀化生而来，又可具体分为瘀毒、痰毒、风毒、湿毒、热毒、寒毒，共同结合称为毒。笔者还提出肾虚因素，以及外邪，即不正之气。不正之气侵入到体内，痰和瘀在体内发生，而风、寒、湿由外面侵入，体内、体外的邪结合起来，就造成免疫性风湿病。退行性风湿病表现为风、寒、湿三个因素均有。少数患者还有热邪、痰邪、瘀邪。具体情况各个患者不一样，类风湿关节炎七大因素都有，其他关节炎则不一定。

笔者认为，风湿病的致病因素不仅仅是"风、寒、湿"三气，还有经常被人们忽略的"热、瘀、痰、毒"及肾虚，这就是笔者有关风湿病发病的"七加一"理论。当肾虚造成风、寒、湿、热、痰、瘀、毒，这些邪侵入体内，从而引起病患。对于侵害的部位，西医认为主要是结缔组织，中医叫经络、经脉。经络、经脉在体外分布于四肢关节，在体内联络五脏六腑，七邪主要侵犯经络。各个免疫病、风湿病侵犯的人体部位不一样，最严重的是红斑狼疮，其损害是全身性、系统性的。类风湿关节炎主要侵犯的是软骨和滑膜，干燥综合征主要侵犯的是腺体，白塞病主要侵犯的是黏膜。

此外，风湿病不单单是关节的问题，还会影响到内脏。许多晚期免疫性风湿病都会侵害到内脏，引起内脏损害。清代名医叶天士在《临证指南医案》中提出，使用奇经八脉辨证比用十二经脉辨证更加准确。奇经八脉中有四个脉与肾有关，且与其他脏器无关，即冲、任、督、带四脉。叶天士明确指出风湿病辨证是肾虚，治疗需要补肾。现代中医还在争论风湿病辨证可能是脾虚，治疗需要补脾。笔者认为是肾虚，需要补肾。

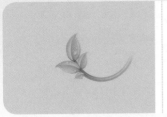

关节痛

【临床症状】

关节痛的疾病多且复杂，年轻人指节痛多为免疫性疾病，必须进一步检查。中老年人多为退行性改变，包括骨质疏松、骨质增生、肌肉劳损等。

【中医辨证】

风湿病大致有一百多个病，包括关节炎、红斑狼疮关节炎等，疼痛症状最严重的是类风湿关节炎。西医把关节疼痛这一类疾病也叫风湿病。古代有"历节"的称法，就是遍历关节，每一个关节都疼痛，同时伴有肿胀，严重的有骨关节变形的情况。风湿病关节炎现在分为免疫性风湿病引起的关节炎和退行性关节炎两种，后者常见于中老年人。除此以外，还有其他疾病引起的关节炎。如痛风是代谢性疾病，引起痛风性关节炎，还有产后关节炎等。临床大多是风湿病的关节炎，其共同特征就是关节炎和关节疼痛。中医重视个体差异，根据病情发展程度进行辨证论治，有同病异治，也会针对不同疾病表现出的相同病理特征进行对症治疗，即异病同治。

【宜忌人群】

　　治疗风湿病关节痛有一个基本方，适用于所有的关节炎。

【经验疗方】

　　笔者经验方羌活地黄汤加减：羌活15克，地黄15克，黄芩15克，忍冬藤15克，金雀根15克，姜黄15克，制川乌9克，白附子9克，白芥子12克，甘草3克。

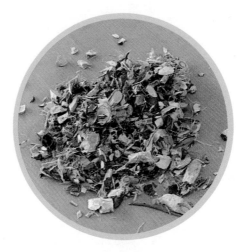

金雀根

【食用方法】

　　煎煮或炖汤食用。

腰　酸

【临床症状】

不爱运动、体质虚弱的上班族以及重体力劳动者常患有腰酸背痛。

【中医辨证】

腰部摸上去疼得不能碰，为实证，如急性腰扭伤、肿瘤。一般推按、敲背感觉很舒服，为虚证，属肾虚。腰为肾之府，是带脉的部位，腰酸中医认为是肾亏、肾虚之故。腰酸的情况比较复杂，老年人的腰酸主要与腰肌劳损、腰椎的骨质增生、退行性改变有关，还与腰椎间盘突出、膨隆有关。腰椎突出会引起疼痛，称为腰腿痛。此外，女性子宫问题或肾脏疾病也会引起腰酸腰痛。临床上女性的腰酸症状更为多见。

【宜忌人群】

常年腰膝酸软，肾虚患者均适宜。

【经验疗方】

● 杜仲汤：杜仲12克，川续断12克。煎汤或浸酒服用，适用于各种疾病引起的腰酸。

● 杜仲叶3～9克，开水泡茶，每天饮用，用以防治腰酸。

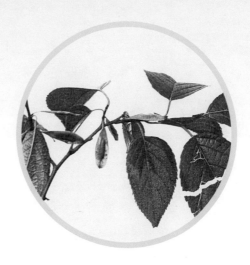

杜仲叶

【食用方法】

煎煮，浸酒，泡茶，均可食用。

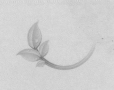

脊柱痛

【临床症状】

有些人经常感觉背疼，特别是背上的脊椎疼痛，如腰椎间盘突出、脊柱炎等都会造成脊柱上某一个点的疼痛。

【中医辨证】

腰椎间盘突出、脊柱炎均可引起背疼。

【宜忌人群】

背疼患者适宜。

【经验疗方】

● 鹿角汤：鹿角片3～9克，杜仲12克，枸杞子12克，牛膝12克。

● 鹿茸汤：老年人可用鹿茸，从1～2片开始，逐渐加量至3克、6克，以9克为度，每天煎汤或浸酒服用。浸酒宜用鹿茸血片，煎汤宜用白片（粉片），同样有效。

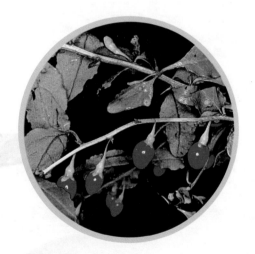

枸杞

【食用方法】

煎汤或浸酒，坚持长期服用。

手足发麻

【临床症状】

　　有些人经常会感觉手足发麻，若是手脚麻木长时间无法缓解，则需考虑某些致病因素。

【中医辨证】

　　临床上手足发麻很多是由于颈椎病引起的，颈椎病会压迫神经，如颈椎突出的部分碰到神经，就会出现麻木的症状。另外，由于颈部常常会转动，所以容易引发症状。脚麻是腰椎有问题，虽然有些颈椎病也会影响到脚，但相对比较少见，一般都是腰椎的问题，比如坐骨神经痛就是碰到坐骨神经了，但有的时候疼痛不明显，主要症状是酸、胀、疼、麻等。腰椎的骨质增生、突出会有疼痛的症状，而许多骨质增生患者只有麻木和胀感。

【宜忌人群】

　　手足发麻患者适宜。

【经验疗方】

　　笔者经验方天麻三七汤：天麻12克，蔓荆子12克，川芎12克，三七2克。水煎服，能缓解手足发麻的症状，但不能治疗引起发麻的原发疾病。

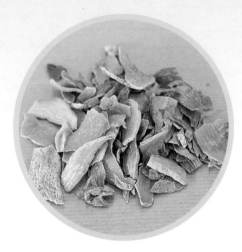

天麻

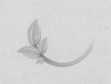

手　抖

【临床症状】

　　一些疾病会引起手抖表现，正常人也会偶有手抖。紧张时会发抖，常言说"吓得发抖"。

【中医辨证】

　　● 疾病相关：甲状腺疾病、脑梗死后、神经系统疾病会出现手抖。

● 长期服用激素：如泼尼松、美卓乐，长期服用也常会出现手抖。

● 帕金森病：中老年人经常出现手抖、不自主的震颤、步履蹒跚、流涎，这是帕金森病的表现。

● 现发病率很高的是免疫性甲状腺炎，也常会出现手抖。

【宜忌人群】

各类疾病引起的手抖患者适宜。

【经验疗方】

笔者的经验方天麻汤：天麻9克，白蒺藜30克，胆南星15克，蔓荆子30克，川芎12克。水煎服，此方只能暂时消除手抖的症状，对于引起手抖的原发疾病还需要继续治疗。

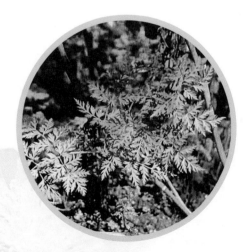

川芎

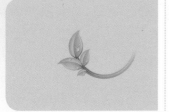

骨质增生

【临床症状】

　　骨质增生又被称为骨关节病、椎间盘蜕变、增生性关节炎、骨刺等，多发生于45岁以上的中年人或老年人身上。骨质增生特别是脊柱或关节的骨质增生，经常在看病或体检时发现。

【中医辨证】

　　骨质增生本质是人体骨骼的一种"衰老"现象，是一种正常的生理现象，不需要治疗。只是有时骨质增生累及周围的神经、血管，或引起关节损伤，造成疼痛、肿胀、关节功能障碍等症状，称为骨关节炎，尤其是膝盖肿胀积液。可以针对病因，对症治疗。

【宜忌人群】

骨质增生、膝关节肿胀积液患者适宜。

【经验疗方】

　　笔者经验方蠲饮汤：白芥子12克，葶苈子30克，忍冬藤30克，川芎12克，鬼箭羽30克。

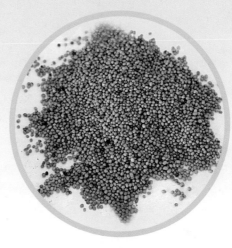

炒芥子

【食用方法】

煎汤服用。

手指关节肿胀僵硬

【临床症状】

　　手指关节肿胀、僵硬，虽然在生活中很常见，但很多人不够重视，未能及时治疗，导致病情越来越严重，发展为如类风湿关节炎、狼疮性关节炎、混合型结缔组织病等自身免疫病，需要进行系统治疗。

【中医辨证】

● 侵蚀性关节炎：如类风湿关节炎。

● 非侵蚀性关节炎：如狼疮性关节炎、干燥综合征关节炎。

【宜忌人群】

手指关节肿胀患者适宜。

【经验疗方】

● 单纯肿胀推荐笔者经验方蠲饮汤：白芥子12克，葶苈子30克，忍冬藤30克，川芎12克，鬼箭羽30克。

● 肿胀加疼痛可用羌活地黄汤加减：羌活30克，生地黄30克，金雀根30克，制川乌9克，白附子12克，甘草3克。

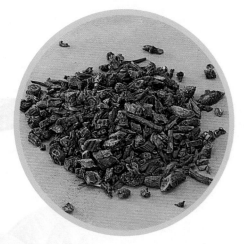

羌活

【食用方法】

煎汤服用。

膝关节肿痛

【临床症状】

　　单个的膝关节酸痛、肿胀，中老年人大多是骨关节炎引起，CT显示有骨质增生和积液。多发性关节痛大多是类风湿关节炎或未分化脊柱关节炎。

【中医辨证】

　　● 非免疫系统疾病的膝关节酸痛：年轻人膝关节酸痛，或有轻的肿胀，CT显示是正常的，既没有骨质增生，也没有积液，并且检查抗体都是阴性，排除了系统性免疫病，这些大多是受了风寒、潮湿引起的。尤其是年轻女性常年穿短裙，暴露双膝，极易感受风寒，久而久之发展成关节炎。

　　● 膝关节滑囊炎：现感染性炎症比较少见，大多是风湿性炎症，不但酸痛，而且常有肿胀积液。西医采用抽水的方法，但抽了还会长。中医将积液称为积饮，中医治疗方法为蠲饮化饮。

【宜忌人群】

　　膝关节肿胀积水患者适宜。

【经验疗方】

笔者常用的方剂为蠲饮汤：葶苈子30克，白芥子12克，桂枝3～9克。

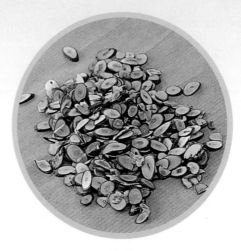

桂枝

【食用方法】

煎汤服用。

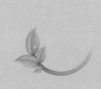

腰椎间盘突出

【临床症状】

腰椎间盘突出、脱出的临床表现以下腰痛为特征，常伴有坐骨神经痛。神经根受压可出现大腿肌肉萎缩、小腿知觉减退和肌力减退等症状。

【中医辨证】

在中医里，腰椎间盘突出相当于"痛痹""腰腿痛""腿股风"的范畴。它的起因长期以来被认为与外伤、劳损和寒冷刺激有关，近几年的研究认为此病与免疫有关。

【宜忌人群】

腰椎间盘突出患者适宜。

【经验疗方】

笔者经验方羌活三根汤：羌活30克，制川乌9克，白附子9克，金雀根30克，川芎9克，徐长卿30克，川断12克，杜仲12克，鹿角9克，三七2克。

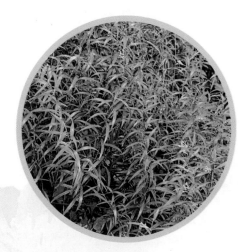

徐长卿

【食用方法】

煎汤服用一个月。

下腰背痛综合征

【临床症状】

下腰背部位是人体神经密集的区域，包括腰椎、椎管、关节、韧带、肌肉与腰椎的附着点，一旦出现疼痛、酸痛，往往使人难以忍受。

【中医辨证】

● 实证：下腰背部位摸上去很疼，不能触碰。

● 虚证：下腰背部位敲敲很舒服的是虚证。

【宜忌人群】

下腰背痛综合征患者适宜。

【经验疗方】

笔者经验方鹿龟地黄汤：鹿角9克，生地黄12克，熟地黄12克，川断12克，杜仲12克，徐长卿12克，三七2克，金雀根30克，当归12克。

大量下腰背综合征患者可以进行针灸，七星针、火罐、刮痧、推拿、膏药、温泉、药酒等中医治疗方法都能见效。

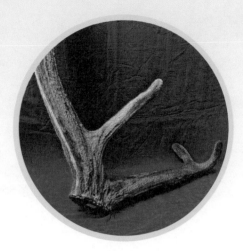

鹿角

【食用方法】

煎汤服用两次后再煎一次，取汁泡手浸足，或用药巾敷药。

肩周炎

【临床症状】

肩膀又冷又痛，尤其夜间如针刺状疼痛，不能上举也不能后弯。

【中医辨证】

中医称为漏肩风，西医称为五十肩。

【宜忌人群】

肩周炎患者适宜。

【经验疗方】

● 生姜泥外敷：生姜半斤捣泥，用丝棉包裹，敷在肩膀上。

● 姜黄汤：片姜黄30克，羌活30克，煎汤服用。同时外敷生姜可以增效。

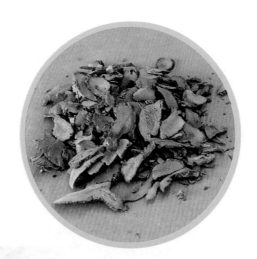

高良姜

中药小常识

片姜黄在古书上记载用于治疗肩膀痛。肩痛有三种情况，一是风湿病或是肩周炎、颈椎病，二是胆囊炎放射到肩膀，三是冠心病、心绞痛放射到肩膀。片姜黄既有抗炎镇痛的作用，又能解决风湿性炎症，还能扩张胆管，解决胆囊疼，扩张冠状动脉，协助解决冠心病引起的疼痛。服用片姜黄不会引起不良反应。

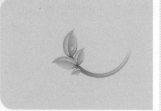

股骨头坏死

【临床症状】

股骨头坏死是常发于青壮年的关节性疾病，患有系统性红斑狼疮、类风湿、长期使用激素、酒精中毒造成的骨质疏松、有过髋部外伤史等的人群特别容易诱发此病。股骨头坏死的患者较难治愈。

【中医辨证】

西医主张手术将坏死的骨骼置换，对于外伤性骨坏死的效果较好，但难以保障不会复发。对于免疫性疾病的药物性骨坏死，由于患者还需继续服用激素治疗，即使手术置换，坏死股骨头已不存在，其他部位的骨骼还有发生坏死的可能，而且手术创伤常常会诱发原来的免疫病，尤其是系统性红斑狼疮，再次使用大剂量激素，骨骼会再次坏死，前功尽弃。因此，骨科对于此类患者的手术是比较谨慎的。

【经验疗方】

现代医学认为，股骨头坏死需手术治疗，国内外专家均主张早期坏死采取姑息手术，如核心减压、带血管骨移植术、血管植入术、骨支架术，晚期不可避免地进行人工关节置换术。但总体看来，手术疗法痛苦大、费用高、恢复期长、局限性强，远期效果不尽人意而不被众多患者所接受。中医针灸治疗虽不能使股骨头坏死重新愈合，但能缓解症状，服用中药也有帮助。

颈椎病

【临床症状】

颈椎病表现为背肩部酸痛，颈部肌肉僵直。年轻人出现项背肩部酸痛，CT显示颈椎是正常的，临床却诊断为颈椎综合征，实际上是颈椎病的早期表现。病情越轻，就诊越早，越容易康复。

【中医辨证】

颈椎病又称颈椎综合征，原本好发于老年人，主要是由于颈椎长期劳损或颈椎自然老化，导致骨质增生或椎间盘脱出、韧带增厚，刺激或压迫颈脊髓、颈部神经、血管而产生一系列的临床表现，如肩背酸痛、头晕眼花、手指麻木、多汗心慌，甚至是行走困难。

【经验疗方】

中药可服姜黄汤。此外，笔者建议：

● 端正坐和卧的姿势，不要长时间采用同一个姿势。

● 不能长时间吹风，尤其是冷风。

● 天冷晚上睡觉时，必须厚实保暖，项背肩部不能受寒受湿。

● 应及早治疗，绝大多数人能较快改善。中药、牵引、针灸、推拿、火罐等都有效果。

类风湿关节炎

【临床症状】

发病早期往往有全身症状，如发热、疲劳、饮食不振、周身不适等。类风湿关节炎的发病原因目前尚未完全明确，一般认为与环境、细胞、病毒、遗传、性激素及神经精神状态等因素密切相关，为一种自身免疫病，80%的发病年龄在20～45岁，女性居多。

【中医辨证】

中医认为类风湿关节炎统属于"痹病"范畴，西医认为类风湿关节炎属于免疫性的风湿病。西医的激素类药物虽然对类风湿关节炎的炎症有一定抑制作用，但是不良反应也是不可忽视的。可采用中西医结合疗法，中药和西药同时吃，一段时间疼痛减轻，肿开始消退，炎症减轻，开始减激素用量。

【宜忌人群】

类风湿关节炎患者适宜。

【经验疗方】

笔者经验方羌活地黄汤：羌活18克，地黄18克，黄芩30克，制川乌6克，莪术18克，姜黄18克，白芥子9克，葶苈子18克，忍冬藤18克，白附子9克。

类风湿关节炎患者除了忌自身过敏性食物外，还需忌保健品。多食蔬菜、水果可以有效地帮助患者改善肠道功能，同时也可以满足肌体对各种微量元素、维生素的需求。此外，在日常生活中，要保持积极、乐观的心态，坚持适度的活动，但不能疲劳性运动，以保持病变关节的活动功能，从而能够正常的工作和生活。

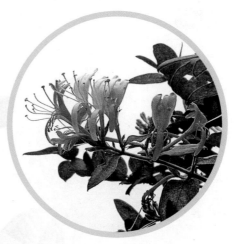

忍冬花

【食用方法】

煎汤服用，亦可外敷。

中药小常识

　　羌活具有抗炎、镇痛、发汗、退热的作用，一般活动期用生地黄，康复期用熟地黄，生地黄和熟地黄稍有区分，都是补肾的，但生地黄是凉血的，熟地黄是补精血的。黄芩是清热解毒药，具有抗变态反应的作用。乌头有两味，一味是制川乌，一味是草乌，草乌是野生的，川乌主要栽培于四川，生的有毒，有毒成分为乌头碱，炮制后乌头碱被破坏，转化为乌头原碱和乌头次碱，具有抗炎镇痛作用，没有心脏毒性，一般12克以内是安全的。

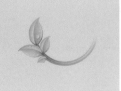

红斑狼疮

【临床症状】

　　红斑狼疮的发病原因至今未明，但它并无传染性，是一种慢性炎症性疾病。临床症状有发热、红斑、血管炎引起的瘀点、狼疮性肾炎尿蛋白、白细胞减少、血小板减少等。

【中医辨证】

　　红斑狼疮可分为系统性红斑狼疮和盘状红斑狼疮两大类。盘状红斑狼疮主要侵犯皮肤，是红斑狼疮中最轻的类型。系统性红斑狼疮除具有典型的皮肤损害外，还包括全身各个系统和各种脏器的损害，80%以上的红斑狼疮患者有皮肤损害，约有1/3的患者对紫外线敏感，一晒太阳就会发红，甚至出现过敏性皮疹；90%以上的患者有关节酸痛；75%的系统性红斑狼疮患者有肾脏损害。此外，血液细胞减少、雷诺现象以及溃疡、脱发、皮肤上出现大量瘀点等都是红斑狼疮的常见症状。这种疾病甚至会损害心、肝、脑、肺等。

【经验疗方】

● 红斑汤：生地黄、黄芩、生石膏、水牛角、莪术、丹皮、赤芍等。

● 清肾汤：红斑汤加接骨木、积雪草、秦皮。适用于狼疮性肾炎。

● 复方金雀根汤：金雀根、羊蹄根、接骨木、积雪草、山豆根等。适用于狼疮性肾炎、蛋白尿。

● 三黄苦参汤：地黄、黄芩、黄连、苦参、甘草、红枣等。适用于双链DNA抗体阳性升高。

● 对红斑狼疮患者来说，食用香菇、芹菜容易引起光过敏，吃花菜会加重掉头发，驴肉、羊肉、狗肉、甲鱼会造成抗体上升，这都是在平时饮食中需要注意的问题。亦忌服用人参、黄芪。

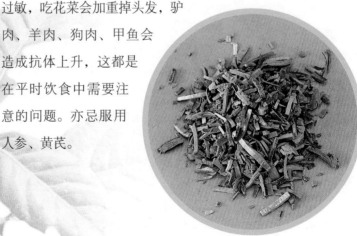

秦皮

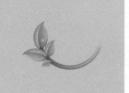

口眼干燥综合征

【临床症状】

口眼干燥综合征是以侵犯唾液腺、泪腺、腮腺为主的风湿病，患者有时会有关节疼痛、手僵的症状。现在发病率很高。

【中医辨证】

西医认为口眼干燥综合征是腮腺、唾液腺、泪腺的血管炎所造成的。中医称为燥痹。

【宜忌人群】

有口干、眼干症状的患者适宜。

【经验疗方】

笔者经验方生芦润燥汤：地黄15克，黄芩15克，忍冬藤15克，芦根30克，生石膏15克，金雀根30克，丹皮12克，郁金12克，秦皮30克，密蒙花12克，蔓荆子15克。

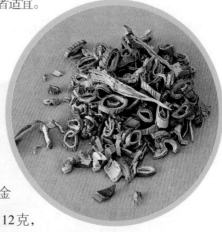

干芦根

【食用方法】

煎汤服用。

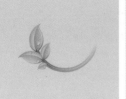

强直性脊柱炎

【临床症状】

强直性脊柱炎是一种慢性炎症性疾病，主要侵犯骶髂关节、脊柱骨突、脊柱旁软组织及外周关节，并可伴发关节外表现。临床主要表现为腰、背、颈、臀、髋部疼痛以及关节肿痛，严重者可发生脊柱畸形和关节强直。骶髂关节炎是诊断强直性脊柱炎的必要条件，HLA-B27阳性是最重要的诊断依据。

【中医辨证】

中医称为督脉痹，主要侵犯督脉经的部位。奇经八脉辨证，奇经八脉是任脉、督脉、冲脉、带脉、阴跷脉、阳跷脉、阴维脉、阳维脉的总称。奇经八脉与十二正经不同，既不直属脏腑，又无表里配合关系，其循行"别道奇行"，古称"奇经"，主要沟通十二经脉之间的联系，并且对十二经气血有蓄积、渗灌等调节作用。

【宜忌人群】

强直性脊柱炎患者适宜。

鹿角壮督汤：羌活30克，生地黄15克，熟地黄15克，鹿角片9克，制川乌9克，杜仲12克，川断12克，狗脊12克。

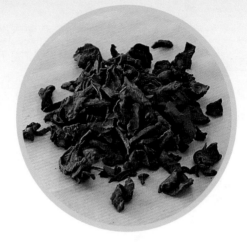

制狗脊

煎汤服用。

成人斯蒂尔病

斯蒂尔病是一种以长期间歇性发热、肝脾淋巴结肿大、一过性多形性皮疹、关节炎、关节痛、咽痛为主要临床表现，并伴有白细胞总数及粒细胞增高、肝功能受损等系统性受累的临床综合征。

【中医辨证】

成人斯蒂尔病在中医里相当于"寒热痹""热痹"的范畴。发病机制主要为真阴不足，风寒风湿化热，热郁于内，痹阻经脉。临床需要解决的问题主要有高热或低热，绝大多数患者在中医诊断前已经服用了皮质激素，有的剂量较大反应明显，因此激素减量和停用是绝大多数患者的要求。

【宜忌人群】

斯蒂尔病患者适宜。

【经验疗方】

● 白虎汤：生石膏、知母、粳米、甘草。煎汤服用。

● 生地黄石膏汤：生地黄、生石膏、知母、薏米仁、甘草。煎汤服用。

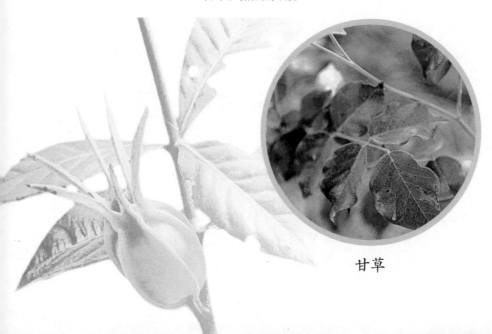

甘草

● 三石汤：生石膏、寒水石、滑石。煎汤服用。

● 石膏退热汤：生石膏90克先煎，生地黄30克，黄芩30克，青蒿30克，银花30克，陈皮6克，甘草3克。煎汤服用。

在上方中加入青蒿、金银花、黄芩等清热药能够增效，下降热度。甘草含有类激素成分，有解毒作用。

白塞病

【临床症状】

白塞病是一种全身性的慢性血管炎性疾病。临床上以口腔溃疡、生殖器溃疡、眼部发炎以及皮肤损害为突出表现，又称为口-眼-生殖器综合征或白塞综合征、贝赫切特综合征。

【中医辨证】

白塞病的发病病因尚不明确，可能与感染、遗传、环境以及免疫功能异常等因素有关。病变以侵蚀小动脉、小静脉等微血管为主，病损的血管和周围组织中可见淋巴细胞和单核细胞浸润，血管壁坏死、扩张、破裂、腔内血栓形成，或纤维增生造成管腔狭窄。多数病例还伴有不同程度的关节症状。

【宜忌人群】

白塞病患者适宜。

【经验疗方】

● 笔者经验方土茯苓汤：地黄15克，黄芩15克，忍冬藤15克，莪术15克，土茯苓15克，丹皮12克，蒲黄12克。煎汤服用。适用于白塞病中的口腔溃疡以及其他各部位溃疡。

● 笔者经验方牛角地黄汤：地黄30克，水牛角30克，莪术30克，土茯苓30克，丹皮12克，郁金12克。煎汤服用。适用于白塞病中以结节性红斑为主的症状。

● 笔者经验方密蒙花秦皮汤：地黄30克，黄芩30克，密蒙花12克，秦皮30克，蔓荆子30克，土茯苓30克，莪术30克。煎汤服用。适用于白塞病中的葡萄膜炎等损害。

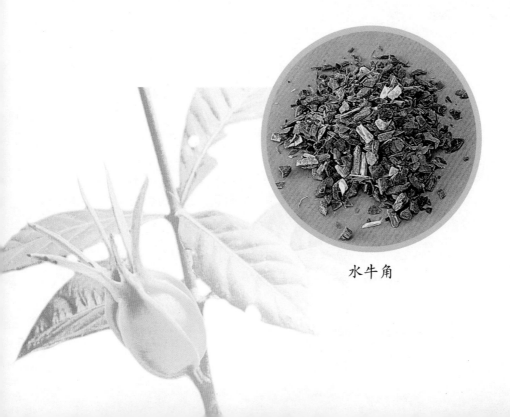

水牛角

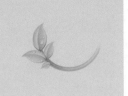

结节性红斑

【临床症状】

　　结节性红斑是以皮肤血管炎为病理基础，以下肢疼痛性结节和关节痛为临床特点的一种疾病。大小不一的皮下结节会严重影响患者的正常生活。

【中医辨证】

　　结节性红斑的中医证名相当于"血脉痹""红斑痹"范畴。临床需要解决的问题主要为结节性红斑和关节痛。

【宜忌人群】

　　结节性红斑患者适宜。

【经验疗方】

　　笔者经验方牛角地黄汤加减：生地黄30克，生石膏30克，黄芩30克，水牛角30克，金雀根30克，忍冬藤30克，郁金12克，丹皮12克。

地黄

【食用方法】

煎汤服用。

风湿性多肌痛

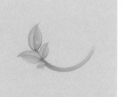

【临床症状】

风湿性多肌痛是一种常见的综合征，临床特征以颈、肩胛带、骨盆带肌肉和四肢关节疼痛及明显的晨僵为主。起病时可有低热、乏力的症状，检查可见血沉增速、球蛋白增高、白蛋白降低。

【中医辨证】

风湿性多肌痛的中医证名相当于"行痹""肌痹"范畴。其病因病机为真阴不足，风湿入络，血热瘀滞，痹阻经脉。临床需要解决的问题主要有四肢关节肌肉疼痛和僵硬、低热、乏力。

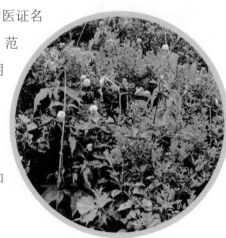

川断

【宜忌人群】

风湿性多肌痛患者适宜。

【经验疗方】

笔者经验方羌活地黄汤加减：羌活30克，海风藤30克，岗稔根30克，虎杖30克，姜黄12克，川断12克，白附子12克。

【食用方法】

煎汤服用。

产后关节炎

【临床症状】

妇女生育后，在临床上表现为全身游走性关节痛，数年不愈。

【中医辨证】

中医证名相当于"产后风""行痹"的范畴。

【宜忌人群】

产后关节炎患者适宜。

【经验疗方】

笔者经验方羌活地黄汤加减：羌活30克，生地黄15克，熟地黄15克，川断12克，杜仲12克，当归12克，川芎12克，白芍12克。

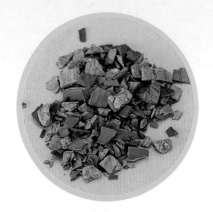   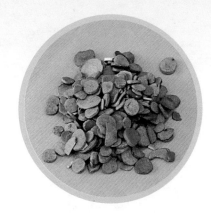

盐杜仲   蜜麸炒白芍

【食用方法】

煎汤服用。

儿童类风湿关节炎

【临床症状】

儿童类风湿关节炎又称幼年类风湿关节炎，为儿童风湿病中最常见的一种疾病。发病时常有高热、关节炎、皮疹、浆膜炎、淋巴结肿大、白细胞增多、贫血、葡萄膜炎、RF阳性或阴性、ANA阳性或阴性的症状出现。

【中医辨证】

西医将儿童类风湿关节炎分为三种类型，即全身型、多关节型和少关节型。儿童类风湿关节炎在中医里相当于"热痹""历节""小儿历节"范畴。其病因病机为真阴不足，风寒风湿化热，热郁于内，痹阻经脉。幼年类风湿关节炎与成人相比有一定的特点，发热、中小关节肿胀、晨僵、触痛是常见的，但疼痛较轻或不疼痛，部分患者肌肉萎缩，关节挛缩而致残。

【宜忌人群】

适合8岁以上儿童类风湿关节炎患者，8岁以下儿童需在原方的基础上减少四成的用量。

【经验疗方】

笔者经验方羌活地黄汤加减：羌活12克，地黄12克，黄芩12克，炙川乌6克，莪术12克，姜黄12克，白芥子9克，葶苈子12克，忍冬藤12克，白附子9克。

【食用方法】

煎汤服用，服用中药的整个疗程约需1～3年。

变应性关节炎

【临床症状】

变应性关节炎全称为变态反应性关节炎，以前称风湿性关节炎。症状有四肢关节游走性疼痛、肿胀，检查见ASO、ESR增高，RF阳性或阴性，或HLA-B27阳性或阴性，手指肿胀与晨僵都不明显，骶髂关节、脊柱无改变。发病前可能有上呼吸道感染、咽喉炎、扁桃体炎。诊断此病时需排除类风湿关节炎、强直性脊柱炎、早期结缔组织病。

【中医辨证】

变应性关节炎在中医中相当于"行痹"范畴。其病因病机为外感风寒、风湿或风热，血热瘀毒，痹阻经络关节，临床需要解决的问题主要有内火、低热、咽喉肿痛、关节游走性疼痛和肿胀，ASO、ESR增高等慢性咽喉炎、扁桃体肿痛。

【宜忌人群】

变应性关节炎患者适宜。

【经验疗方】

笔者经验方羌活生地黄汤加减：羌活30克，生石膏

30克，忍冬藤30克，黄芩30克，黄连9克，玄参30，薏苡仁30克，杨柳枝30克，丹皮12克，川芎9克，白芥子12克。

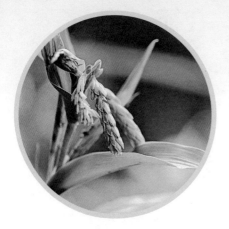

薏苡

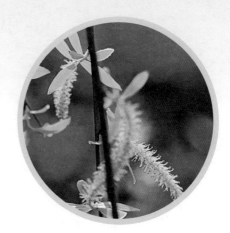

柳叶

【食用方法】

煎汤服用。

中药小常识

中医记载，青风藤主治风湿痹痛、筋骨酸痛、历节风、鹤膝风、水肿等病症。《普济方》记载："青风藤、防己，治疗风湿痹痛。"《本草纲目》中也提到："青藤，微火熬膏，治疗一切诸风。"但青风藤有许多不良反应，笔者已不在临床使用。

前胸壁综合征

【临床症状】

前胸壁综合征又称前胸壁风湿性综合征、肋骨软骨炎、肋骨胸骨综合征。病因尚未查明，部分患者发病前曾有感冒、咽痛、咳嗽的症状。部分患者继发于创伤和全身性的风湿病，如红斑狼疮、类风湿关节炎、干燥综合征等。患有前胸壁综合征，胸痛呈突发或者渐发的趋势，第1至12肋都可以累及，以第3至7肋为常见，胸肋关节高突隆起，有的肋弓和第11、12肋高突，有明显的触痛感，疼痛可放射至肩臂部和背部。

【中医辨证】

前胸壁综合征在中医中相当于"软肋痹"范畴。病因病机为风寒风湿化热，瘀热内郁，痹阻胸肋骨脉。

【宜忌人群】

前胸壁综合征患者适宜。

【经验疗方】

笔者经验方羌活三根汤：生地黄30克，忍冬藤30克，黄芩30克，金雀根30克，徐长卿30克，石菖蒲12克，郁金12克，羌活30克，制川乌9克，姜黄18克，延胡索12克，三七2克。

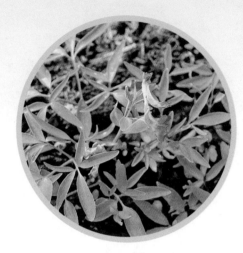

延胡索

【食用方法】

煎汤服用。

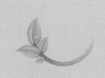

淋巴结肿大

【临床症状】

正常人的淋巴结很小，且表面光滑柔软，与周围组织无粘连，摸起来没有疼痛感。但有时淋巴结会突然肿大，甚至伴有疼痛，主要是压痛感。若是癌症引起的淋巴结肿大，常具有质地坚硬、活动度差的特点。

【中医辨证】

治疗淋巴结肿大首先要查找原发病灶，只有把原发病治好，淋巴结肿大才会消除。

● 癌症转移：淋巴结肿大常是癌症转移的体征，因此患者会非常重视。淋巴结肿大除了是由淋巴系统、血液系统的肿瘤引起的原发症状，其他都是继发症状。癌症的淋巴结质地坚硬，活动度差。疑似肿瘤的应做活检。

● 免疫反应：淋巴结是人体的免疫器官。感染性疾病、免疫性疾病等都有淋巴结肿大并疼痛，质地偏软，活动度好。这是人体对这两类急性慢性炎症的免疫反应。随着原发疾病的控制，淋巴结也随之缩小，但也有少数患者淋巴结肿大长期存在，只要不痛不硬没有继续增大，对人体不引起损害，一般就作为观察。

【宜忌人群】

淋巴结肿大且需要治疗的患者适宜。

【经验疗方】

笔者经验方猫爪草汤：猫爪草30克，生地黄30克，胆南星30克，半夏30克，莪术15克，浙贝母12克，白芥子12克，甘草3克。

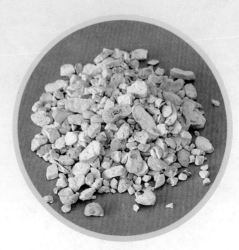

制半夏

【食用方法】

煎汤，长期服用有效。

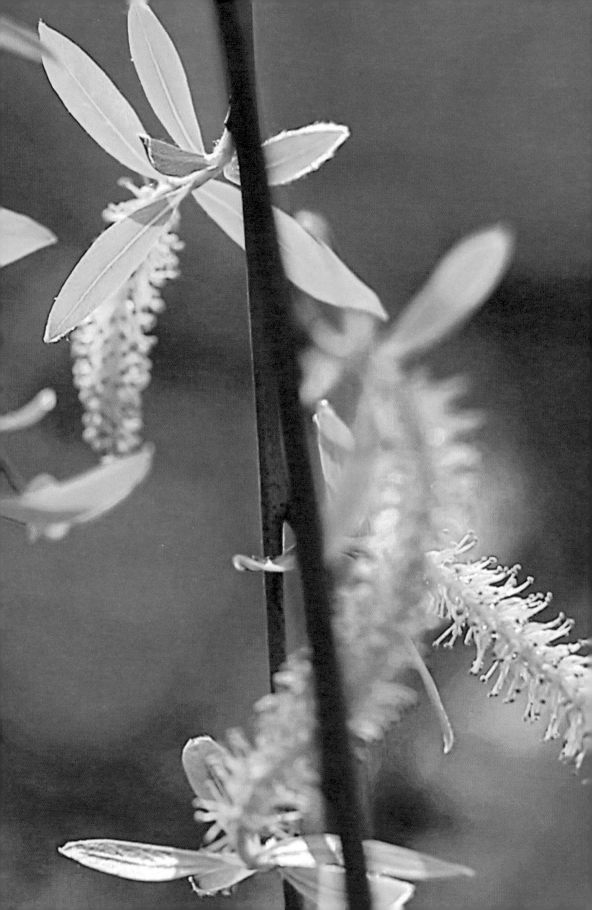

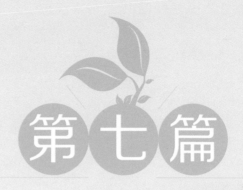

第七篇

皮肤病：天然"外衣"烦恼多

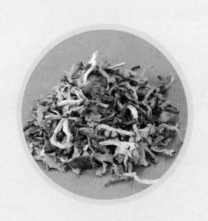

痤　疮

【临床症状】

痤疮是毛囊皮脂腺的一种慢性炎症性皮肤病，俗称痘痘，主要在颜面部及上胸部等。症状以粉刺、丘疹、脓疱、结节等多形性皮损为特点，有些患者还伴有局部发痒的症状，大多数人过了青春期会自行消退，少数人到了中年仍然较多，尤其是妇女会影响外观。

【中医辨证】

中药能使大多数人的痤疮消退，服用激素的患者应减量并停用激素后，中药才会有效。常使用利水渗湿、清热排脓、健脾止泻、除痹消肿的中药。

【宜忌人群】

适用于青春期发生的痤疮，包括痤疮长期不消退的患者。若为成年人发生的痤疮，需要进一步检查。

【经验疗方】

● 薏米仁粥：薏米仁30克，绿豆30克，煮粥，每天进食1～2碗，一个月后部分人有效。

● 秦皮汤：秦皮30克，地肤子30克，土茯苓30克，薏米仁30克。煎汤服用1～2个月。其效果较上方为好。

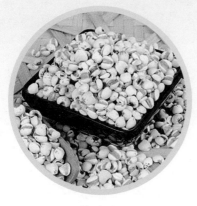
薏米仁

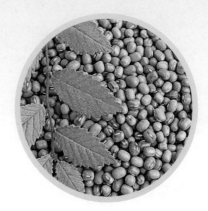
绿豆

【食用方法】

薏米仁粥每天喝1～2碗。秦皮汤可以煎汤喝，一个月后会有较好的疗效。禁用黄芪。

色 斑

【临床症状】

由于内分泌功能、药物、化学品、射线、皮肤病、免疫病等因素影响在皮肤上形成颜色不同的斑点，包括雀斑、黑斑、黄褐斑和老年斑等。

【中医辨证】

西医多采用激光祛斑，治标不治本，色斑很快又重新长出。中药只对部分有效。

【宜忌人群】

有色斑患者适宜。

【经验疗方】

● 秦皮汤：秦皮30克，桑叶30克，煎汤喝，长期服用能消除色斑，并促使皮肤增白。

● 水牛角汤：水牛角30克，煎汤3小时，长期服用能消除色斑，并促使皮肤增白。加用珍珠粉0.3克，每日吞服，能增效。

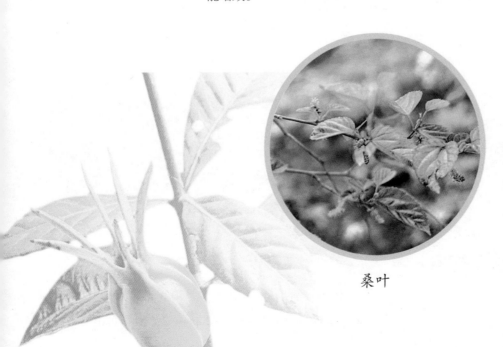

桑叶

【食用方法】

秦皮汤煎汤服用，水牛角汤需煎汤3小时后方可服用。

忌食胡萝卜。胡萝卜能促使皮肤发黄而灰滞，需要皮肤增白的人必须停服胡萝卜和β-胡萝卜素。此外，香菇、芹菜、紫菜、补骨脂、紫草、独活等能促进皮肤吸收紫外线，多食也可能会导致皮肤颜色变深。

中药小常识

水牛角凉血止血、清热解毒，但煎煮非常麻烦，可以用医院或药厂加工好的成品，临床上非常受欢迎。此外，中医认为秋天的老桑叶要比春天的嫩桑叶效果好，还有一种霜桑叶效果也非常好。现代研究发现，桑叶中含有天然的植物激素，不是西药合成的激素，能在体内转化成一种生长激素，所以不会出现西药激素的不良反应。

皮　疹

【临床症状】

主要症状是瘙痒难忍，常常会造成不同程度的皮损，但有些患者没有痒的症状。

【中医辨证】

　　皮疹可分成两类，一类是皮肤疾病，常常有痒的症状；一类是血管疾病，很少有痒的症状。皮肤过敏的过敏原非常多，如常见的花粉、螨虫、油漆、化纤产品、化妆品等。对于过敏的患者，笔者建议保持大便通畅，每天最好有2～3次排便。

【宜忌人群】

　　皮疹患者适宜。

【经验疗方】

　　● 笔者临床经验方白鲜皮汤：白鲜皮30克，地肤子30克，甘草3克，红枣3～10颗。适用于过敏性皮疹和荨麻疹。

　　● 生地黄土茯苓汤：生地黄30克，土茯苓30克，黄芩30克，甘草3克。

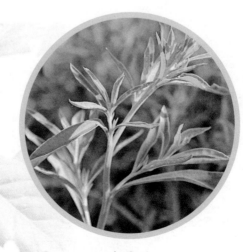

地肤子

【食用方法】

上方可煎汤服用。白鲜皮汤和生地黄土茯苓汤也可以交替或合并使用。此外，在服药期间应少吃辛辣刺激性食物，多喝水，多吃新鲜蔬菜、水果，养成每天排便的习惯。

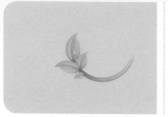

湿　疹

【临床症状】

主要表现是皮肤瘙痒，有局部性和多发性的特点，且抓破后会有液体渗出。

【中医辨证】

西药使用激素一类的霜剂局部外敷，有即刻效果，但停用后病灶仍然存在。中医称为湿毒、热毒，常常采用清热燥湿、祛风解毒的中药进行治疗。

【宜忌人群】

湿疹不仅会出现在成年人身上，婴儿也会长湿疹，大多数到两岁后可以自愈，少数可以延长到幼儿期或儿童期。需要注意的是，湿疹治愈后容易复发，所以在日常生活中要尽量避免对皮肤进行热水洗烫、过多使用肥皂和用力抓搔，衣被要注意避免使用丝、毛、化纤制品。

【经验疗方】

● 白鲜皮汤：白鲜皮30克，地肤子30克，土茯苓30克，羊蹄根30克，甘草3克。煎汤服用一段时期后，皮疹和瘙痒能逐渐好转并治愈。

● 苦参汤：苦参30克，白鲜皮30克，秦皮30克，黄芩30克，黄连9克，郁金12克，甘草3克。煎汤喝，药汁较苦，可加红枣5～10颗同煮。适用于上方效果不明显的病情顽固的患者。

【食用方法】

白鲜皮汤煎汤服用，也可以用来擦洗湿疹部位。有些患者可在白鲜皮汤的基础上加黄芩、黄连、黄柏帮助除湿。苦参汤煎汤服用，需要坚持3～6个月。

带状疱疹

【临床症状】

带状疱疹是周围神经的病毒感染，全身各个部位都能发病，最常见的是在腰部胸部的肋间神经感染，皮肤上有红点、疱疹，非常疼痛，难以忍受，约持续一个月后才能好转。多病发于成年人，特别是老年人。

【中医辨证】

中医称缠腰火龙，民间俗称蛇丹、蜘蛛疮。

【宜忌人群】

带状疱疹患者适宜。

【经验疗方】

● 六神丸：外敷六神丸有立竿见影的效果。

● 金黄散：外敷金黄散也有较好的效果。

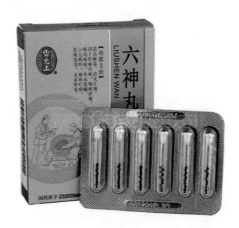

六神丸

【食用方法】

六神丸的使用方法是取20支六神丸，每支有30粒，用冷开水化开，涂抹于患处，能缓解疼痛，一般2～3个小时后就能起效。六神丸也可内服，每天用一支，分3次口服。带状疱疹一般一个月后会自愈。

光敏性皮炎

【临床症状】

　　夏天日光照射一段时期后皮肤发黑是普遍的正常的现象。有些人日光一照射后皮肤立即发红，并有皮疹、红斑等，称为光敏性皮炎，是光线作用于皮肤所引起的异常反应。可为一单独的疾病，也可为系统性红斑狼疮的一个临床表现。

【中医辨证】

　　中医常使用清热燥湿、祛除火气的中药。西药羟氯喹有抗光敏感作用。

【宜忌人群】

　　光敏性皮炎患者适宜。

【经验疗方】

　　● 秦皮汤：秦皮30克，生石膏30克，生地黄30克，金银花30克，甘草3克。

　　● 水牛角汤：水牛角30克，生地黄30克，秦皮30克，黄芩30克，丹皮12克，赤芍12克，甘草3克。

以上二方都有效果，可交替服用。

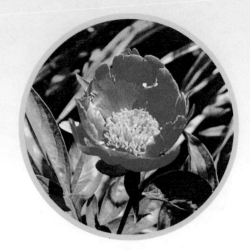

芍药

【食用方法】

　　上方煎汤服用，每日2次，可以长期或断断续续服用，如吃后胃不舒服可以停用一段时间。配合防晒霜使用，减少皮肤紫外线摄入量，预防光敏性皮炎发生。秦皮具有抗过敏抗光敏的作用，秦皮汤也可以制作成霜剂，夏日能够保护皮肤。正常人可以使用，非常受欢迎。

中药小常识

　　秦皮清热燥湿、清肝明目，古方主要用于治疗痢疾，如著名的白头翁汤里就有秦皮。而在《本草纲目》中记载，"久服，皮肤光泽，肥大有子"，说明秦皮是能够防晒的。很多女性特别希望保护好皮肤，晒太阳后皮肤尽量不要太红、太黑，建议服用秦皮汤。

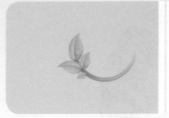

白癜风

【临床症状】

白癜风是一种常见多发的色素性皮肤病，该病以局部或泛发性色素脱失形成白斑为特征，是一种影响美容的常见皮肤病，医学上通常把这种病变称为色素脱失。

【中医辨证】

有些患者的发病原因与遗传因素有关，非常难治。另外一部分患者的发病与免疫异常有关，是有可能治愈的。

【宜忌人群】

白癜风患者适宜。

【经验疗方】

笔者经验方白蒺藜汤：白蒺藜30克，补骨脂30克，白芷12克，虎杖15克，甘草3克。适用于免疫性疾病产生的白癜风。

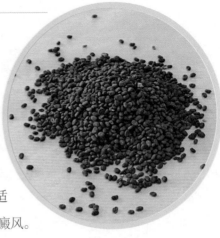

盐补骨脂

【食用方法】

上方煎汤服用。

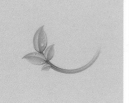

银屑病

【临床症状】

银屑病有脱屑，很痒，与免疫及对紫外线不敏感有关。夏天紫外线强，病情会减轻；冬天紫外线弱，病情会加重。

【中医辨证】

银屑病发病较多，会有瘙痒、脱屑的情况，重者会伴发关节炎，类似于类风湿关节炎。关节疼痛肿胀较严重，晚期关节会产生变形。银屑病需与神经性皮炎区分，后者的症状具有对称性的特点，有些在颈部发病，有些在背部，外观非常粗糙，常常很痒。

【宜忌人群】

银屑病患者适宜。

【经验疗方】

● 笔者经验方羌活地黄汤加减：羌活30克，生地黄30

克，金雀根30克，制川乌9克，白附子12克，甘草3克。适用于银屑病关节炎。

● 笔者经验方紫草去屑汤：紫草15克，生地黄30克，补骨脂30克，虎杖30克，甘草3克。适用于银屑病。

● 笔者经验方生地黄汤：生地黄30克，黄芩15克，土茯苓30克，白鲜皮15克，丹皮12克，甘草3克。适用于神经性皮炎。

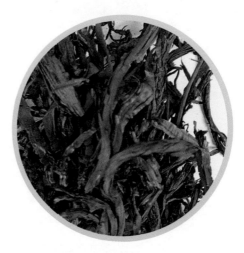

紫草

【食用方法】

上方煎汤服用。服用一段时间后，病情会逐渐好转。有些患者需长期服用。

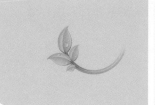

紫　癜

【临床症状】

　　紫癜常见有三种情况，如腿上一片一片的色斑，有大有小，大部分是属于血管炎；其二为血小板减少性紫癜，主要表现为很多针尖样细小的红色斑点；其三是狼疮性紫癜，由红斑狼疮引起。

【中医辨证】

　　中医把紫癜称为血热，病机是热迫血行，血不循经，溢到血管外面就形成了紫癜。中医古代已有紫斑紫癜证名的记载，又称肌衄、葡萄疫。

　　● 过敏性紫癜患者腿上常有一片片的紫斑紫癜，有时斑癜也会出现在上肢皮下。

　　● 免疫性血小板减少性紫癜患者的臂上腿上有细小的出血点，也可能会有片状的紫癜。

　　● 部分紫癜患者为系统性红斑狼疮血管炎所引起。

　　● 糖尿病血管炎患者的斑癜大多发生在腿上。

【宜忌人群】

　　过敏性紫癜、血小板减少性紫癜、红斑狼疮紫癜等患者适宜。

【经验疗方】

笔者经验方牛角生地黄汤：水牛角30克，生地黄30克，丹皮12克，郁金12克。对各种疾病的紫斑紫癜都有治疗效果，但起效较慢。

【食用方法】

上方煎汤服用。

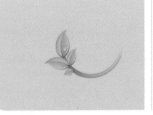

红 斑

【临床症状】

双手双足出现许多瘀点瘀斑，这是栓塞性血管炎所引起的，大多为自身免疫病。

【中医辨证】

● 双手双足的瘀点瘀斑：由栓塞性血管炎引起，大多为自身免疫病，以系统性红斑狼疮为最多。

● 面部耳廓上的红斑：冬天易发，多为冻疮。气温回暖后若红斑并无改善，需警惕红斑狼疮的可能性，建议去医院全面检查。

● 面部的蝴蝶状红斑：为系统性红斑狼疮所特有的表现。

● 腿上的红斑：痒的大都是过敏引起，不痒的很可能是风湿病引起，如红斑狼疮、皮肌炎、白塞病、结节性红斑等，比较难治。

【宜忌人群】

　　荨麻疹、过敏性皮炎、结节性红斑、白塞病红斑、狼疮性红斑、皮肌炎红斑等红斑患者，治疗比较困难。有时用激素治疗虽然祛斑效果好，但是不良反应很大。而中医治疗虽然比较慢，但不良反应很小。

【经验疗方】

　　笔者经验方红斑汤：生地黄30克，生石膏30克，忍冬藤30克，金雀根30克，羊蹄根30克，丹皮12克，郁金12克，甘草3克。

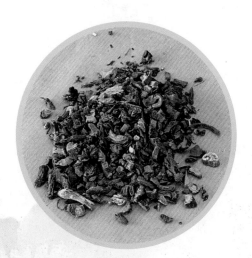

羊蹄根

【食用方法】

　　上方煎汤服用，对轻症有效，对病情已基本控制者可继续服用以巩固疗效。

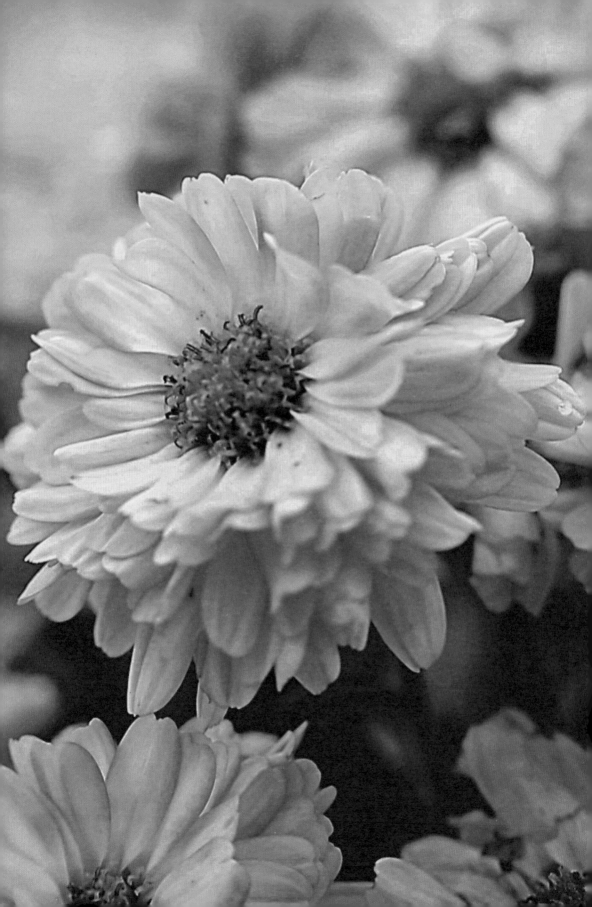

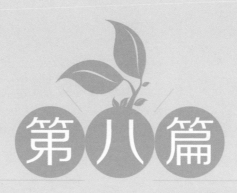

第八篇

营养代谢：
人体健康密码

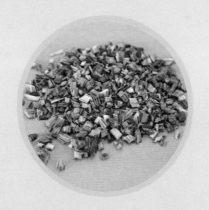

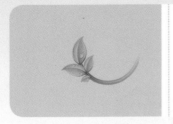

高尿酸血症

【临床症状】

　　血清尿酸升高但尚未发生痛风，称为高尿酸血症。蛋白质分解为氨基酸，氨基酸分解为嘌呤，嘌呤的终端产物是尿酸。2/3的尿酸从小便中排出，1/3在胃肠道被细菌所分解。

　　高尿酸血症的发生可能是由于尿酸产生过多或肾脏排泄减少。年轻人尿酸升高可能是嘌呤代谢异常所引起，尿酸合成酶增多或尿酸转移酶缺乏。中老年人尿酸升高可能是肾脏功能衰退，排泄减少的缘故，常伴有尿素氮升高，也有可能与嘌呤代谢异常有关。

【中医辨证】

　　男性和绝经后女性血尿酸 $>420\ \mu mol/L$、绝经前女性 $>350\ \mu mol/L$ 可诊断为高尿酸血症，尿酸过多一般不会有临床症状。仅有波动性或持续性高尿酸血症，从血尿酸增高至症状出现的时间可长达数年至数十年，有些可终身不出现症状。

【宜忌人群】

　　尿酸高于正常水平且尚未出现痛风患者适宜。

【经验疗方】

　　笔者降尿酸经验方复方马齿苋汤，主药有马齿苋、秦皮、络石藤、伸筋草、车前草等，长期服用也能将血清尿酸降下来，但其机制尚不清楚。

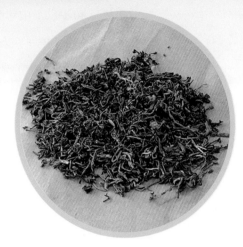

马齿苋

【食用方法】

　　煎汤服用。

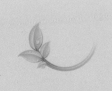

痛 风

【临床症状】

　　痛风是高尿酸血症引起的，急性发作时关节会剧烈疼痛，且疼痛会逐渐加重，常常令人难以忍受，甚至不能行走，有时还伴有关节红肿、发热和触痛等症状。临床上进行肾功能检查的尿酸常规项目，结果往往是增高的。

【中医辨证】

痛风是40岁以上中年男性的常见病，这与其高蛋白质的饮食习惯有重大关系。人的细胞是由蛋白质组成，进食大部分是蛋白质，蛋白质的来源不仅仅是鸡蛋，还有粮食。蛋白质在肝脏新陈代谢后，提供给人体能量，然后形成终端产物，这个产物就是尿酸。从蛋白质到尿酸，它的生成有许多环节，包括氨基酸和嘌呤，一步一步分解过来，其中需要许多酶的参与才能完成，这些酶是先天性的，如果酶分泌不足的话会引起嘌呤代谢障碍，尿酸就会增多，就会出现痛风。还有就是肾功能下降导致尿酸排泄减少而引起尿酸增加。当过多的尿酸以钠盐的形式沉积在关节、软骨和其他组织中会引起发炎，造成痛风。急性痛风的发作常常是有诱发因素的，比如海鲜、啤酒、贝壳类、内脏类的食物等，但海鲜也是有区别的，深海鱼类的嘌呤含量高，浅海鱼类的嘌呤含量低。痛风是终身性疾病，关键还在于控制饮食。

【宜忌人群】

痛风患者适宜。

【经验疗方】

● 笔者经验方是用生地黄、秦皮、桑白皮、车前子、络石藤等中药，可以加速尿酸的排泄。

笔者推荐复方马齿苋汤：马齿苋30克，秦皮30克，络实藤30克，伸筋草30克，车前草30克。可以促进尿酸排泄，降低血清尿酸。

● 笔者推荐痛风急性发作可以用金黄散外敷，还可以用云南白药喷雾剂，或将六神丸磨成粉外敷，都具有止痛作用。口服秋水仙碱类的药物或新癀片等也可以解决急性发作期的疼痛，但不解决尿酸的问题。

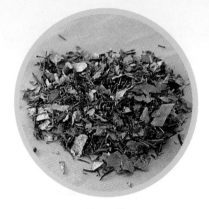

络石藤

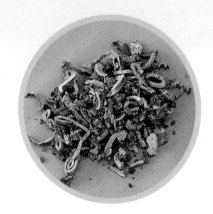

桑白皮

【食用方法】

煎汤服用。

骨质疏松

【临床症状】

骨质疏松是人衰老后身体的一种自我调整。对于骨质疏松是否需要治疗，这是一个见仁见智的问题，但对于导致骨质疏松的原因，钙的缺乏是被大家公认的因素。

【中医辨证】

骨质疏松是退行性改变，与雌激素水平亦有关系。

【宜忌人群】

骨质疏松患者适宜。

【经验疗方】

● 中医传统有补肾壮骨的方药，如三七、川断、杜仲、骨碎补、鹿角、龟板、阿胶等。

● 笔者推荐骨松汤：生地黄12克，续断12克，杜仲12克，接骨木30克，三七2克。

● 羌活三根汤：羌活30克，金雀根30克，羊蹄根30克，岗稔根30克，三七2克。

【食用方法】

煎汤服用。

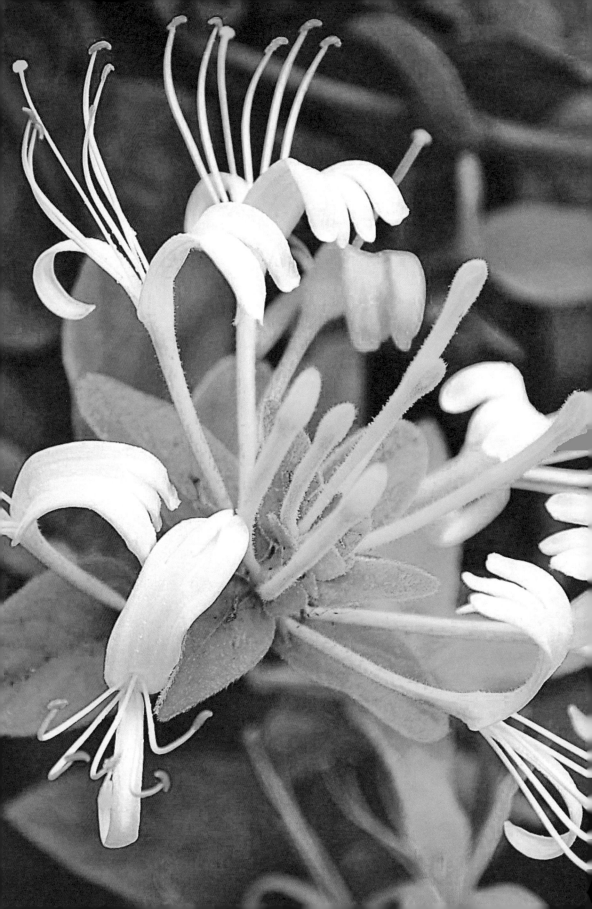

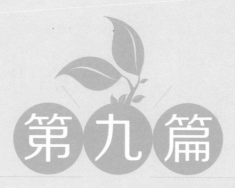

第九篇

内分泌系统：
情绪大管家

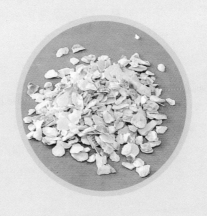

桥本氏甲状腺炎

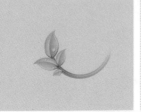

【临床症状】

慢性淋巴细胞甲状腺炎又称为桥本甲状腺炎，主要症状为多发性甲状腺结节，质韧有弹性，无粘连，还会表现为甲状腺功能FT3、FT4、TSH异常，发病时先有甲亢，后逐渐变成甲减，可能会发生肌肉关节疼痛的症状。

【中医辨证】

桥本甲状腺炎在中医里相当于"瘿瘤""瘿气"的范畴，其病因病机为热瘀交结，痰气凝滞而成，临床需要解决的问题主要有抗体亢进、甲状腺功能改变等。如果长有结节可用手术的方法治疗，但手术后还有可能再生长。中医按照热、瘀、痰、气、积五者辨证，清热化瘀、消痰散结。发生肌肉关节疼痛的患者较少，如有此症状则按风湿痛加以治疗。本病若与其他免疫病重叠，则按照严重的病症先治疗。

【宜忌人群】

桥本甲状腺炎患者适宜。

【经验疗方】

笔者经验方抗甲汤：生地黄30克，玄参30克，黄芩30克，羊蹄根15克，土茯苓30克，三棱15克，莪术30克，胆南星20克，半夏20克。

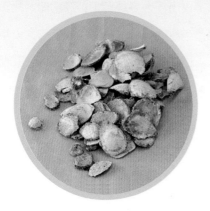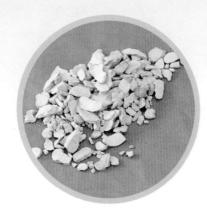

三棱　　　　　　　　　　　　制南星

【食用方法】

煎汤服用。

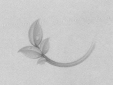

汗　多

【临床症状】

夜间熟睡时出汗称为盗汗，白天出汗称为自汗。儿童进餐时头上冒汗称为头汗，俗称蒸笼头，头颈以上出汗称为颈汗。此外，尚有手足心出汗、腋下出汗、黄汗、红汗等。

【中医辨证】

中医认为汗多大多数是内火旺盛，热逼汗出，有许多调理的方法。正常人半夜出汗大多是自主神经功能紊乱，交感神经兴奋而有畏热、多汗、心动过速等症状。妇女更年期常有容易出汗的症状。出汗是为了散热，降低体温，减轻内热。汗多的人容易感冒，要及时擦干。

【宜忌人群】

出汗较多的患者适宜。

【经验疗方】

● 五倍子敷脐：五倍子3～9克，研末，临睡前敷在肚脐眼上，白天可以继续敷或者拿掉。一般几天就有明显效果，最多敷一个星期，如无效则停用。五倍子有肝毒性，不可口服。

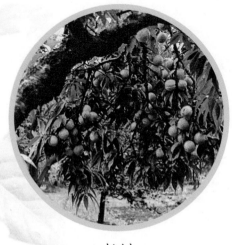

桃树

● 浮小麦汤：浮小麦30克，碧桃干30克，煅龙骨30克，煅牡蛎30克。水煎服。此方有固涩收汗的功效，适用于各种出汗，具有镇静和调节神经功能的作用。

中药小常识

碧桃干又名瘪桃干，为干瘪的桃子，浮小麦是空心的小麦，两者都有吸水的作用，单用都有收敛止汗的效果。煅龙骨是地下化石，考古剔出来的废料。煅龙骨、煅牡蛎都有收敛止汗的效果，含有机钙，汤液有补钙之效。

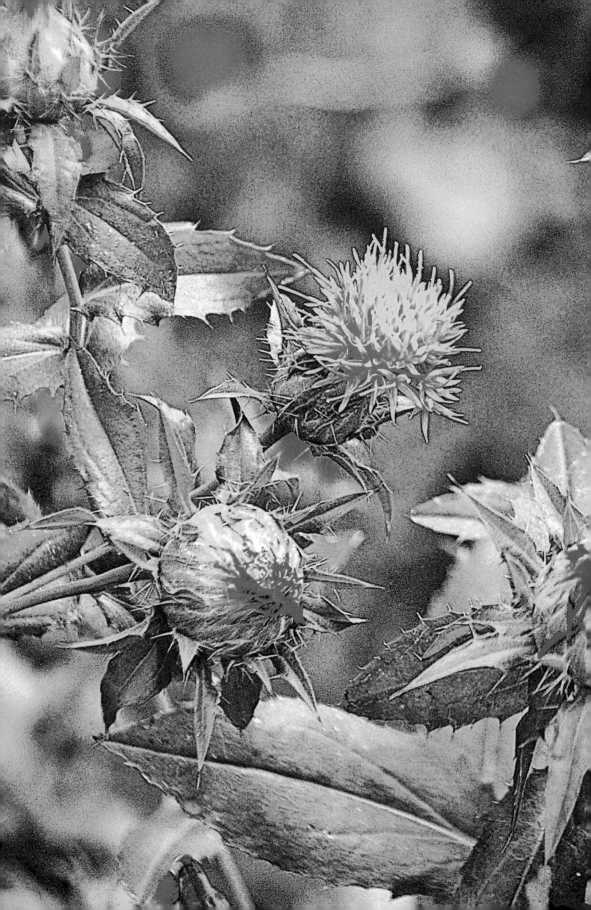

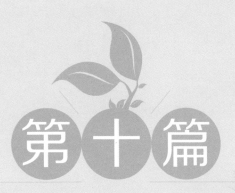

第十篇

手把手教你"防未病"

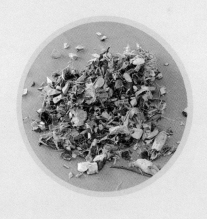

老年人怕冷

【临床症状】

　　随着年龄的增长，机体衰老，人会变得逐渐怕冷，这是老年人阳气衰微、气血不足的表现，大多数情况下是正常的生理现象。此外，老年人血液循环缓慢，有时血管还会堵塞，若伴有血黏度增高，血管极容易堵塞，这样就容易怕冷，在冬天尤其明显。对于特别怕冷的人，可以进行适当调理。

【中医辨证】

　　中医称为阳气虚弱。调理的方法主要是进食一些温性热性的食物，也可适当进补一些温性热性的中药，也可配合制成药膳。

【宜忌人群】

　　对于非疾病因素引起的怕冷，中医称为体内阳气不足，非常适合用食疗或中药进行改善。

【经验疗方】

　　温性热性的食物有鸡肉、羊肉、红枣、桂圆、荔枝、橘子等，温性热性的中药如人参、黄芪、三七、鹿茸、阿胶等。

● 参芪鸡：生晒参10克，黄芪10克，童子鸡一只，放调料，同煮熟，吃鸡肉，喝汤，药渣去掉。适用于正常人平时怕冷乏力，或大病后、手术后、出血后怕冷乏力。

● 参茸红烧羊肉：鹿茸10克，红参10克，羊肉500克，放调料，同煮熟，吃羊肉，喝汤，药渣去掉。适用于正常人平时较重的怕冷，或手术后、化疗后怕冷乏力。

● 桂枣赤豆汤：红枣、桂圆、赤豆煮汤，每天一小碗，放糖。适用于正常人或病后怕冷。

● 参茶：生晒参2～5片，西洋参2～5片，开水冲泡，每天随时饮用。适用于正常人怕冷乏力者。

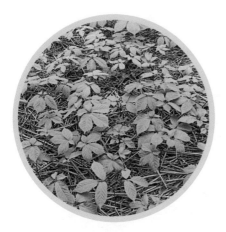 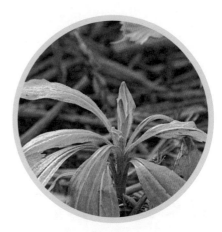

西洋参

【食用方法】

冬天宜食用温性的食物和药物，这些药物都有抗衰老和强壮身体的作用，但是夏天吃了以后容易上火。平时可以与饮食配合着一起吃，比如阿胶放入红枣或桂圆一起炖煮，是很好的补品。有些食物或中药吃了以后容易出现上火的情况，如牙龈肿痛、鼻子出血、痔疮出血等，所以只适合特别怕冷的人服用。

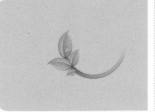

正常人怕热

【临床症状】

正常人特别怕热和上火，尤其以年轻人和妇女为多，服用冷饮和冰水后有凉快感，但不持久。

【中医辨证】

中医称为阴虚内热，阴虚火旺。采用养阴清热的方法调理，能渐渐地使内火平伏。西医的观点是怕热不算病，但会出现在一些疾病过程中，一般不需要治疗。

【宜忌人群】

易上火人群适宜。

【经验疗方】

平时宜多进食凉性和平性的食物，如梨、藕、百合、西瓜、橙子、茭白、竹笋、马兰头、荠菜、芹菜、金针菜、绿豆、薏米仁、鱼类、鸭肉等，少食温性热性的食物。

凉性平性的中药有地黄、麦冬、枸杞子、石斛、枫斗、沙参、玉竹、菊花、银花、决明子、地骨皮、珍珠粉、银耳、生石膏、竹叶等。

● 菊花枸杞茶：白菊花3～6克，枸杞子3～10克，开水冲泡，每天随时饮用。适用于正常人怕热和上火较轻者，并能保护视力。

● 珍珠粉0.3～0.6克，每天内服1～2次。适用于正常人内火较重者。

● 枫斗清蒸鳜鱼：石斛10克，或枫斗3克，鳜鱼一条约500克，放调料，清蒸半小时以上。

● 金银花茶：金银花10克，茶叶适量，开水冲泡，每天随时饮用。适用于正常人内火较重者。

● 二地汤：生地黄10克，地骨皮10克，煎汤半小时，喝汤。适用于正常人内火较重者或有低热之人。

● 生石膏薏米仁粥：生石膏30克，煎汤半小时，取汁水，去掉药渣；薏米仁60克，煮烂如粥，将生石膏汁水放入，拌匀，吃粥。适用于正常人内火较重者或有低热之人。

● 鲜竹叶麦冬饮：鲜竹叶30克，麦冬30克，榨汁饮服，适用于夏热。

● 生石膏30克，金银花10～30克，煎汤服用。适用于儿童病毒感染引起的发热。

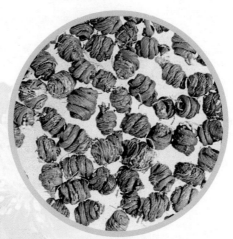

铁皮枫斗

【食用方法】

一般是煎汤或泡茶喝，对于肠胃功能不好的老人和孩子，应该少吃凉性的食物和中药。需要注意的是，性凉的食物在夏季可以食用，而在其他季节需要配合温性的食物一起食用。

中药小常识

夏天常吃西瓜来解暑，西瓜有红色的瓜瓤和绿色的瓜皮，后者可入药，中医称之为西瓜翠衣，具有清火的功效。淡绿色的瓜皮部分也是清火的，可以榨汁饮用，或者水煎服用。决明子也是清火的，一般泡茶煎汤饮用，可以在夏季连续服用3个月左右。

失　眠

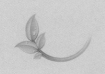

【临床症状】

失眠包括入睡困难、早醒、睡眠中途早醒、醒后再无法入睡。若以上情况一周内发生2～3次，就称为失眠。老年人是失眠最常见的群体，常常晚上很早就入睡了，次日凌晨三四点醒，这是自然现象。一部分人发生的较早，还有的在

60～70岁才发生。另外，中年人失眠的也有很多，这是世界性的难题，在中国有几亿人存在睡眠问题。

【中医辨证】

中医认为睡不着就是神不安。人体有五脏心、肝、脾、肺、肾，五脏的脏古称"藏"。五脏除了具有生化和储藏精、气、血、津液的生理功能外，还与人的精神活动有关，其中肝藏魂、肺藏魄、心藏神、肾藏志、脾藏意。中医认为睡眠与人的五脏都有关系，睡不着就要调理五脏，其中最重要的是宁心安神。安神不是安眠，中医的安神药是白天服用的，而不是临睡前吃的。西医的安眠药是临睡前吃的，服用后10分钟就睡着了，但第二天会有昏昏沉沉的情况出现，人没有精神，长期服用还会有耐受和依赖的情况出现。而中医的安神药吃了后白天精神饱满，晚上睡觉也好了。

【宜忌人群】

老年人或者部分中年人发生难以入睡，睡眠中途早醒，醒后再无法入睡，或者早醒等情况，同时影响到生活和工作，适合中药调理的患者。

【经验疗方】

● 笔者的经验方夜交藤汤：夜交藤30克，石菖蒲12克，葎草30克。水煎服，对轻症有效。

● 炒枣仁汤：炒酸枣仁12克，五味子9克，炙远志9克。水煎服，对轻症有效。

老年人失眠属于衰老，长期服用人参既能抗衰老强壮体质，又能帮助睡眠，改善失眠。

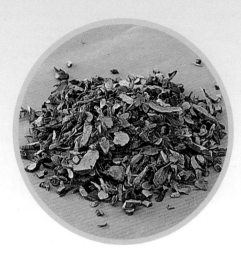

石菖蒲

【食用方法】

煎汤服用。生晒参可以制成参汤，早晨饭后喝一杯，连续服用几年后，晚上睡眠状况会明显改善，但需长期服用。

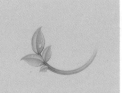

头 痛

【临床症状】

头痛是每个人一生中都会遇到的小病症，引起头痛的原因非常多，从普通的感冒、血压异常、颈椎病、动脉硬化、贫血、精神紧张等到有生命危险的脑炎、脑癌、脑动脉瘤等，都要及时诊疗，找到病因。有些头痛发作时往往难以忍受，需对症治疗。

【中医辨证】

中医认为引起头痛的原因很多，需根据发生的部位和特征辨证论治。

【宜忌人群】

各种疾病和诱发因素造成的不同程度的头痛患者。

【经验疗方】

● 天麻白蒺藜汤：天麻9克，白蒺藜30克。适用于各种疾病引起的头痛头晕。

● 川芎蔓荆子汤：川芎9克，蔓荆子30克。适用于各种疾病引起的头痛。

● 全蝎散：全蝎3克，研末吞服，用以加强上述二方的效果。

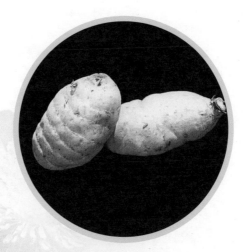

天麻鲜块茎

【食用方法】

煎汤服用。全蝎单用，可研末吞服。上面三个方子可以交替或合并使用。对感冒、颈椎病、高血压甚至是颅脑内肿瘤引起的严重头痛，都有很好的效果。要注意的是，这些方子只能减缓头痛发作时的症状，对于引起头痛的原因则需另外诊断医治。

耳　鸣

【临床症状】

耳鸣中医又称为脑鸣，即耳朵里听到鸣叫声、嗡嗡声等异常声音。若因肿瘤引起的耳鸣则另当别论。

【中医辨证】

常见有药物性耳鸣、神经性耳鸣、老年性耳鸣，如使用某些耳毒性药物导致的药物性耳鸣；更多人的耳鸣查不出原因，被定义为神经性耳鸣；还有些年龄特别大的老年人，听力退化产生耳鸣，称为老年性耳鸣，可能还伴有腰酸的症状；还有各种感染或是腔梗后导致的耳鸣。中医认为耳鸣是肾虚的表象，治疗常常使用补肾的中药。

【宜忌人群】

各种疾病和诱发因素造成的不同程度的耳鸣患者。

【经验疗方】

● 天麻骨碎补汤：天麻9克，骨碎补30克。适用于神经性耳鸣和药源性耳鸣以及头晕耳鸣者。

● 杜仲骨碎补汤：杜仲12克，骨碎补60克。适用于老年人耳鸣、腰酸者。

【食用方法】

一般煎汤服用，天麻骨碎补汤也可煮鸡吃。

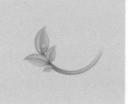

脱　发

【临床症状】

年轻人掉头发，特别是年轻女性掉头发，看起来无关大雅，但使人形象受损。

【中医辨证】

脱发常见的有脂溢性脱发、免疫性脱发、神经性脱发、病理性脱发和遗传性脱发等，此外，化疗也会引起脱发。治疗脱发应先找到病因，再使头发重新生长。中医理论认为发为血之余，使用补血的方法，运用补精血的药物进行治疗。

【宜忌人群】

各种原因引起的脱发患者适宜，如遗传和特殊疾病、精神压力过大、内分泌失调和营养缺乏等因素。

【经验疗方】

● 桑叶汤：桑叶30克，桑枝30克，桑葚子30克，女贞子30克。煎汤，每天饮用1～2次，长期饮用可防治脱发和斑秃。

● 骨碎补、熟地黄、墨旱莲等中药也有效。

【食用方法】

上方煎汤半小时以上服用，适用于非遗传和疾病因素引起的脱发。熟地黄有保护头发之效，长期食用可能使头发白得慢一点，但无法使白发转为黑发。此类抗衰老的中药能够使头发毛发不容易衰老，可能还有促进毛发生长的作用，但是效果比较微弱。

腮腺炎

【临床症状】

儿童腮腺肿痛绝大多数是病毒性腮腺炎，常伴有发热。中年妇女腮腺肿痛绝大多数是免疫性腮腺炎，是干燥综合征的并发症，血液中可检测到有关抗体，也可能会在免疫性的基础上继发感染，二者混合而发热。

【中医辨证】

腮腺炎分为免疫性和病毒性两种，儿童容易患上的流行性腮腺炎往往是病毒性的，具有很强的传染性，其临床特征是发热和腮腺非化脓性肿胀疼痛，并可侵犯各种腺组织或神经系统及肝、肾、心脏、关节等部位。

【宜忌人群】

腮腺炎患者适宜。

【经验疗方】

普济消毒饮加减：板蓝根30克，大青叶30克，金银花30克，玄参30克。发热加用生石膏60克。

【食用方法】

煎汤服用，但发病时需要进行隔离护理，服药的同时多喝水，吃易咀嚼、易消化的流质或半流质食物。

口腔疱疹

【临床症状】

口腔疱疹可以发生于口腔内和口腔外，主要症状是严重的疼痛，有的伴有发热的症状。口腔疱疹如果发生于婴幼儿，需要与手足口病鉴别，口腔疱疹只局限在口腔出现疱疹，并伴有发热、食欲减退、流口水、烦躁等症状。

【中医辨证】

过食辛辣厚味或嗜酒以致心脾积热，复感风、热、燥邪，热盛化火，循经上攻于口而发；或口腔不洁，毒邪乘机侵袭，肌膜腐烂而成病；或素体阴虚，加以病后或劳伤过度，亏耗真阴，伤及心肾，阴液不足，虚火旺盛，上炎口腔而发病；抑或病久，阴损及阳，阴血不足，阳气亦虚而致心脾两虚之证。

【宜忌人群】

口腔疱疹患者适宜。

【经验疗方】

板蓝根汤：板蓝根、大青叶各30克，甘草3克。如果发热加用生石膏30～60克。

● 金银花汤：金银花、黄芩各30克，甘草3克。如果发热加用生石膏30～60克。

● 六神丸外敷内服，都有很好的效果。

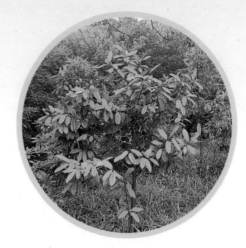

大叶冬青

【食用方法】

煎汤服用。六神丸可以碾成粉末外敷。

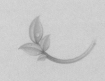

口　臭

【临床症状】

大便不通，粪便在肠道内发酵，废气毒气重吸收，导致口臭。或者胃、肠、肝、胆、胰、腺有慢性炎症，咽喉和支气管的化脓性炎症也可能会产生口臭。

【中医辨证】

口臭中医称为内热、胃肠湿热、肝胆湿热。中医认为口腔是消化道的起始端，并且与呼吸道相通，消化系统和呼吸系统的疾病同样可以造成口臭。如肠道的一些慢性炎症，还有可能是大便不通畅，粪便在肠道内长期潴留而发酵，合成一些化合物，如氮氢化合物，氮氢化合物被人体重新吸收后，转运到口腔，而人体的舌头血管非常丰富，这些化合物产生作用从而引起口臭。此外，口腔溃疡、鼻窦炎、支气管扩张、肺部感染的患者也会产生口臭。

【宜忌人群】

各种原因引起的口臭患者均适宜。

【经验疗方】

● 笔者推荐用金银花茶：金银花3克，虎杖15克。主要适用于胃肠道功能紊乱、便秘所引起的口苦、口臭。

● 若伴有大便不通畅，笔者推荐虎杖。虎杖解决不了可以用大黄。

● 中成药牛黄解毒片既能通便，又可清火。

【食用方法】

金银花茶可以每天泡茶饮用，若加入黄连，可煎汤服用。

中药小常识

牛黄解毒片的方子来源于清朝乾隆年间的牛黄解毒丸，经现代科学研究，改善并制作成中成药，但现在配方中的牛黄是人工合成的，效果远远不如天然牛黄。

口腔溃疡

【临床症状】

口腔黏膜发生溃疡，有些会疼痛，有些始终不痛。

【中医辨证】

口腔溃疡常见三种疾病，即复发性口腔溃疡、白塞病、红斑狼疮。

● 复发性口腔溃疡有疼痛感，没有其他的临床表现。原因复杂，有的与缺少B族维生素有关，有的与病毒感染有关，有的与免疫功能有关。

● 白塞病为自身免疫病，口腔溃疡有疼痛，阴部溃疡，腿上有结节红斑等，尤其对眼睛的损害较重。

● 红斑狼疮口腔溃疡非常顽固，且没有疼痛。

【宜忌人群】

口腔溃疡患者适宜。

【经验疗方】

笔者经验方土茯苓汤：土茯苓 30 ～ 60 克，生地黄 30 克，黄芩 30 克，黄连 9 克，徐长卿 30 克，甘草 3 克。对三种疾病的口腔溃疡都有效果。

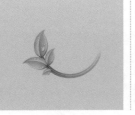

口　干

【临床症状】

口干说明人体内的水分少了、津液少了、唾液少了，需要补充水分。很多人会频繁地喝水，暂时解决了口渴问题。正常人喝水即可，但有些人的口干仅靠喝水不能见效，可能是患了某些疾病，如甲亢、糖尿病、干燥综合征等。

【中医辨证】

导致口干的慢性病常见的有三种：糖尿病、口眼干燥综合征、尿崩症。

糖尿病为一内分泌疾病，会引起口渴症状。

干燥综合征全称为口眼干燥综合征，为自身免疫病，并常有关节炎，饮水解决不了口干，而且眼干常会发炎。

● 尿崩症是个病情严重的疾病，少见且较难治愈。

【宜忌人群】

多种原因引起的口干患者适宜。

【经验疗方】

● 笔者临床实践发现，对于发热、内热、糖尿病、甲亢引起的口干以及肿瘤患者面部、颈部、胸部以上部位放疗引起的口干，石斛和枫斗是效果最好的生津药。而对于干燥综合征和红斑狼疮引起的口干、眼干，单味石斛效果并不明显，需要系统性治疗。

● 笔者经验方生地黄芦根汤：生地黄 30 克，生石膏 30 克，芦根 30 克。能较快地改善口干症状。

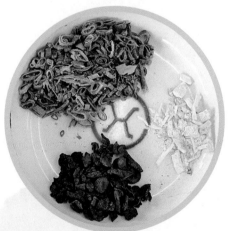

生地黄芦根汤

中药小常识

新鲜的芦根煮汤服用效果很好。夏天既能清暑，又能改善口干。芦根就是芦苇的根，以前江南地区很多家庭都会煎煮饮用。

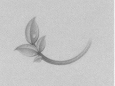

舌苔白腻

【临床症状】

正常人舌苔薄而白且滋润，而有许多人舌苔白腻而厚，可能是由于疾病引起的，主要症状是胸腹胀满、口淡不渴、不思饮食、腹泻、舌苔白厚而腻等。

【中医辨证】

舌苔色白厚腻大部分是消化系统的慢性炎症引起的，通过调整胃肠道功能就能改善。但有些人什么疾病都没有，仅表现为舌苔白腻，即中医讲的湿阻，而西医对此目前未能解释。

【宜忌人群】

舌苔色白厚腻的患者适宜。

【经验疗方】

古方平胃散：苍术9克，厚朴6克，陈皮9克，甘草3克。

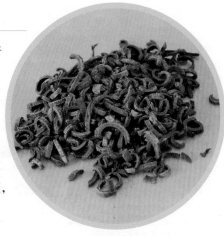

制厚朴

【食用方法】

汤煎服用。

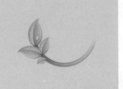

目　糊

【临床症状】

老眼昏花是眼睛衰老的表现，多与眼内的慢性炎症、晶状体混浊（白内障早期）、视神经功能减退（视神经萎缩早期）等有关。

【中医辨证】

老年人视力模糊可能是视神经萎缩引起的，或是晶状体浑浊、白内障等。而年轻人的视力模糊的主要原因是用眼过度。

【宜忌人群】

- 眼内慢性炎症：可用密蒙花、桑叶、菊花等。
- 晶状体混浊：可用石斛、枫斗、菟丝子、石决明、谷精草。
- 眼内慢性炎症、眼压高、球结膜微循环障碍：可用蔓荆子、秦皮、青葙子（鸡冠花子）、决明子。

【经验疗方】

● 杞菊茶：枸杞子10克，焦决明10克，白菊花3克，茶叶适量，开水冲泡，每天饮用，以保护视神经。

● 决明子茶：焦决明10克，桑叶3克，茶叶适量，开水冲泡，每天饮用，长期坚持可明目，并可降低血脂。

● 石斛汤：石斛10克，青葙子10克。煎汤服用。

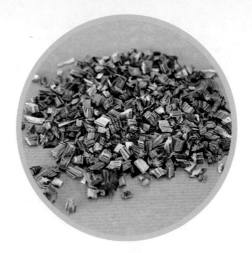

石斛

眼睛干涩

【临床症状】

生活中常常有眼睛干涩并伴有视力降低、眼睛肿胀疼痛的情况。一般可用眼药水滴眼治疗，如果症状一直反复，则需要用中药治疗，从根本上解决问题。

【中医辨证】

● 老年人常有眼涩的感觉，这是由于泪腺功能减退或萎缩所引起的，眼涩伴有口干症状的可能是干燥综合征。

● 眼涩有时有痛感者可能有轻度慢性炎症。

【宜忌人群】

眼干眼涩的患者适宜。

【经验疗方】

● 老年人眼涩：常服石斛、枫斗、枸杞子能改善。

● 眼涩伴有慢性炎症：青葙子（鸡冠花子）和秦皮有效。此二药无毒，也没有不良反应，可以经常服用。常用剂量为12～30克，水煎服；也可与菊花、枸杞子、石斛、地黄等同用。

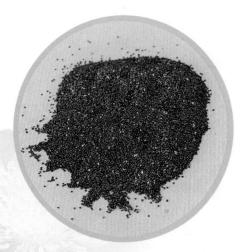

青葙子

【 食用方法 】

汤煎服用。对于老年性干眼症，一般需要服用3～5个月才会慢慢见效。

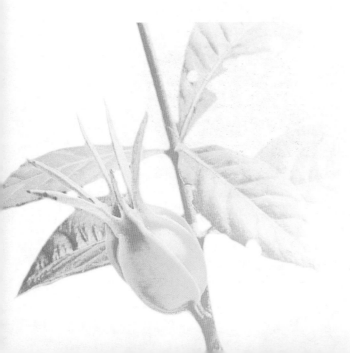

图书在版编目(CIP)数据

灵验小药方 / 沈丕安编著. —上海：上海科学普及出版社，2017
（科普新说丛书 / 杨建荣主编）(2018.3重印)
ISBN 978-7-5427-6959-6

Ⅰ.①灵… Ⅱ.①沈… Ⅲ.①验方—汇编 Ⅳ.①R289.5

中国版本图书馆CIP数据核字（2017）第169728号

策　　划	蒋惠雍
责任编辑	俞柳柳
审　　校	沈　伟　张怡纳
助理编辑	陈星星　汤晓雯
图片提供	季俊辉　马炜梁
	顺庆生
封面设计	王培琴
版面设计	赵　军
技术服务	曹　震

灵验小药方

沈丕安　编著

上海科学普及出版社出版发行

（上海中山北路832号　邮政编码200070）

http://www.pspsh.com

各地新华书店经销　　上海丽佳制版印刷有限公司印刷

开本 787×1092　1/18　印张 12　字数 281 000

2017年9月第1版　　2018年3月第2次印刷

ISBN 978-7-5427-6959-6

定价：48.00元

本书如有缺页、错装或坏损等严重质量问题
请向工厂联系调换

联系电话：021-64855582

《科普新说》系列
电视节目简介

  《科普新说》是贯彻《全民科学素质行动计划纲要》，为电视台设立科普栏目提供内容而打造的国内首档大型电视科普系列节目。主要有纪录片式、讲坛式和动画短片式等类型，其中多样化的科学知识经过众多科学家及科技人员的努力，已经变成了脍炙人口、言简意赅的科学新说。希望用最简单有效的方法普及科学知识，惠及百姓民生，真正达到科学让生活更美好的境界。

上 海 市 科 学 技 术 协 会

上 海 科 技 发 展 基 金 会　　特约出版

上海市静安区科学技术协会

《灵验小药方》
视频二维码

打开微信扫一扫
同步视频轻松看